北京大学
住院医师规范化培训
(第2版)

主 编 柯 杨
副主编 孟昭群

北京大学医学出版社

BEIJING DAXUE ZHUYUAN YISHI GUIFANHUA PEIXUN

图书在版编目（CIP）数据

北京大学住院医师规范化培训/柯杨主编. —2版.
—北京：北京大学医学出版社，2010.7
ISBN 978-7-81116-948-5

Ⅰ.①北… Ⅱ.①柯… Ⅲ.①医师—培训 Ⅳ.①R192.3

中国版本图书馆CIP数据核字（2010）第109458号

北京大学住院医师规范化培训（第2版）

主　　编：	柯　杨
出版发行：	北京大学医学出版社（电话：010-82802230）
地　　址：	（100191）北京市海淀区学院路38号　北京大学医学部院内
网　　址：	http://www.pumpress.com.cn
E - mail：	booksale@bjmu.edu.cn
印　　刷：	北京溢漾印刷有限公司
经　　销：	新华书店
责任编辑：	罗德刚　　责任校对：杜　悦　　责任印制：张京生
开　　本：	787mm×1092mm　1/16　印张：13　字数：304千字
版　　次：	2010年7月第2版　2012年9月第2次印刷
书　　号：	ISBN 978-7-81116-948-5
定　　价：	28.00元

版权所有，违者必究

（凡属质量问题请与本社发行部联系退换）

编写与审定人员

内 科
主编　毛节明
编审
　　　心血管内科　　　丁文惠　陈　红
　　　消化内科　　　　丁士刚
　　　呼吸内科　　　　高占成
　　　血液内科　　　　黄晓军
　　　肾内科　　　　　赵明辉
　　　内分泌科　　　　郭晓蕙
　　　风湿免疫科　　　栗占国
　　　感染性疾病科　　徐小元

外 科
主编　杨尹默
编审
　　　普通外科　　　　杨尹默　高　嵩
　　　骨科　　　　　　寇伯龙
　　　泌尿外科　　　　金　杰
　　　胸外科　　　　　李　简
　　　心血管外科　　　解基严
　　　神经外科　　　　张彦芳
　　　烧伤外科　　　　温　冰
　　　整形外科　　　　李健宁　夏有辰
　　　小儿外科　　　　贾　钧
　　　运动医学科　　　崔国庆　闫　辉

妇产科
主编　廖秦平
编审　王建六　乔　杰

儿 科
主编　陈永红
编审　曾超美　朴梅花

眼 科
主编 王 薇
编审 晏晓明 鲍永珍

耳鼻咽喉头颈外科
主编 余力生
编审 王全桂 朱 丽

皮肤病性病科
主编 涂 平
编审 张建中 李邻峰

神经内科
主编 袁 云
编审 高旭光 沈 扬

急诊科
主编 陈旭岩
编审 郑亚安

综合医院口腔科
主编 高承志
编审 冯驭驰 李伟力

精神科
主编 唐宏宇
编审 郭延庆

康复科
主编 黄 真
编审 周谋望

麻醉科
主编 蒋建渝
编审 王东信 冯 艺

影像医学与核医学
主编 杜湘珂
编审 王金锐 王荣福

临床检验诊断学
主编 王建中
编审 杨铁生 张 捷

病理科
主编 李 挺
编审 沈丹华 钟延丰

肿瘤内科
主编 沈 琳
编审 赵玉亮 马力文 任 军

肿瘤外科
主编 顾 晋
编审 杨 跃

放疗科
主编 张珊文
编审 高献书 王俊杰 朱广迎

重症医学科
主编 朱 曦
编审 王东信 安友仲

中医针灸科
主编 张淑娥 张前进
编审 王少杰 李 东

中西医结合科
主编 张学智
编审 张前进 王少杰

口腔专科医院

主编　郭传瑸　刘宏伟

编审

口腔综合科	刘宏伟　江　泳　唐志辉　张　晓
牙体牙髓科	岳　林
牙周科	欧阳翔英
口腔黏膜科	刘宏伟
口腔预防科	王伟健
儿童口腔科	郑树国
口腔修复科	冯海兰
口腔正畸科	周彦恒
口腔颌面外科	郭传瑸　伊　彪
口腔颌面医学影像科	张祖燕

前　言

住院医师培训是医学生毕业后教育的主要阶段，对于培养高层次医生、提高医疗质量极为重要。从全世界范围看，欧美发达国家均已确立了医学教育连续统一体，由学校基本教育、毕业后医学教育和继续医学教育三个各自相对独立又相互联系的阶段组成，建立了比较成熟的住院医师培训和准入制度，对保证其医疗水平与质量发挥了重要作用。我国早在建国初期，一些著名的医学院校在培养住院医师方面也是极其严格的。改革开放后，这一制度得到恢复和发展，使住院医师培训工作更加规范。

目前我国卫生事业正处在前所未有的战略发展时期，卫生人才队伍建设为建设小康社会，提高全民健康素质，保证卫生服务公平、效率和水平提供人才保证。

北京大学医学部是培养医学人才的摇篮，始终将住院医师培训工作作为临床师资队伍建设的重要组成部分。尤其自1991年以来，建立并不断发展、完善了学校的住院医师规范化培训制度和质量监控与保障体系，为保证临床医师的水平和素质发挥了积极作用。在总结我校住院医师规范化培训的基础上，1999年我们正式出版了《北京医科大学住院医师规范化培训》一书，该书含有我校住院医师规范化培训总则和22个二级学科、43个三级学科的培训细则，该书经2002年修订并于2005年第3次印刷。此书在出版后对我校住院医师规范化培训工作有显著的促进作用，许多省、市、自治区卫生厅（局）和兄弟院校的同道借鉴此书，对推动本地区、本单位住院医师规范化培训工作有很大帮助。该书获得了较好的社会效益。

为了适应不断发展的医学教育形势和改革实践的要求，2010年我校住院医师实行属地化管理，与北京市卫生局实行并轨培养，但是对住院医师第二阶段培训，我们仍然要与时俱进，发扬北医特色。为此我们组织了各二级和三级学科组专家100余人，对住院医师规范化培训第二阶段的细则进行了修改。本书以坚持临床能力培训为重点进行全面素质教育，包括临床能力、专业理论和外语、医德医风、科研能力、团结协作诸方面，尤其对临床思维、临床技能、诊断治疗的分析综合能力方面提出了具体要求和量化指标。在编写中我们还设计了表格式的框架结构，使之具有可操作性和科学性。

建立具有中国特色的住院医师规范化培训制度是一个艰难而长期的过程，需要坚持不懈、持之以恒的不断探索和实践。由于时间仓促，我们的水平有限，难免有错误和不妥之处，在使用的实践中，衷心希望同道们批评、指正。

柯　杨

2010年5月

目　录

北京大学住院医师规范化培训总则 …………………………………… 1
内科培训细则 …………………………………………………………… 4
外科培训细则 …………………………………………………………… 15
妇产科培训细则 ………………………………………………………… 32
儿科培训细则 …………………………………………………………… 37
眼科培训细则 …………………………………………………………… 42
耳鼻咽喉头颈外科培训细则 …………………………………………… 46
皮肤病性病科培训细则 ………………………………………………… 49
神经内科培训细则 ……………………………………………………… 52
急诊科培训细则 ………………………………………………………… 55
综合医院口腔科培训细则 ……………………………………………… 60
精神科培训细则 ………………………………………………………… 63
康复科培训细则 ………………………………………………………… 69
麻醉科培训细则 ………………………………………………………… 73
影像医学与核医学培训细则 …………………………………………… 76
临床检验诊断学培训细则 ……………………………………………… 87
病理科培训细则 ………………………………………………………… 97
肿瘤内科培训细则 ……………………………………………………… 103
肿瘤外科培训细则 ……………………………………………………… 116
放疗科培训细则 ………………………………………………………… 127
重症医学科培训细则 …………………………………………………… 133
中医针灸科培训细则 …………………………………………………… 150
中西医结合科培训细则 ………………………………………………… 155
口腔专科医院培训细则 ………………………………………………… 164

北京大学住院医师规范化培训总则

根据卫生部《临床住院医师规范化培训试行办法》的规定和《临床住院医师规范化培训大纲》的要求，结合我校1991年起开展住院医师规范化培训工作以来的实践，修订我校住院医师规范化培训总则。总则根据住院医师规范化培训委员会1991年以来作出的各项规定，对住院医师规范化培训的共性提出要求；各学科则根据学科特点，进行修订和完善，分别制订本学科住院医师规范化培训的实施细则。

一、培训对象及准入年限

1. 根据"关于北京大学医学部住院医师规范化培训第一阶段培训及考核与北京市卫生局并轨的有关规定"的精神，北京大学医学部各附属医院和教学医院2010年及以后新接收的住院医师纳入住院医师规范化培训的年限及要求按照北京市的相关规定执行。
2. 住院医师取得第一阶段培训合格证书（2009年以前为北京大学医学部颁发，2010年及以后为北京市卫生局颁发）后，可以进入相应专业的第二阶段培训，完成培训内容，达到培养要求，方可申请参加住院医师规范化培训第二阶段考试。
3. 研究生入学前已被原单位聘任的主治医师或外院调入的主治医师（已聘任），或者已获得卫生部《住院医师规范化培训合格证书》者，在本院从事临床工作满一年后，可申请参加住院医师第二阶段考试，考试合格者确认具备主治医师资格。其他未参加医学部住院医师规范化培训的人员，不具备考试资格。
4. 改变专业的人员进入现从事专业住院医师规范化培训的第一阶段第一年的培训。

二、培训目标

住院医师经过规范化培训，达到低年主治医师水平：
1. 贯彻执行党的卫生工作方针，具有良好的医德医风，全心全意为人民服务。
2. 掌握本学科的基础理论，熟悉有关学科的基础理论，具有较系统的学科知识，了解国内外本学科的新进展，并能用以指导实际工作。
3. 具有本学科较丰富的临床经验和较强的临床思维能力，较熟练地掌握本学科的临床技能，能独立处理本学科常见病及某些疑难病症，能对下级医师进行业务指导。
4. 能担任指导本科生生产实习和进修医师的教学工作。初步掌握临床科研方法，能紧密结合临床实践，写出具有一定水平的学术论文。
5. 能比较熟练地阅读本学科的外文书刊，并且有一定的听、说、写能力。

三、培训内容

包括医德医风、临床能力、专业理论、专业外语、科研和教学能力等。业务培训以临床实践为主,专业理论和外语以自学为主。

1. 医德医风:培养全心全意为病人服务的思想和优良的医德医风,对技术精益求精,树立严谨、求实的科学态度。

2. 专业外语:以自学为主,阅读各学科指定的外文专著和有关文献、专业杂志。第二阶段达到每小时能笔译外文专业书刊 3500 个印刷字符以上,具有一定的听、说、写能力。

3. 以第一作者身份在正式发行的学术刊物上发表论文或文献综述最少一篇。

4. 基本理论、临床能力、教学能力的培训详见各学科的培训细则。

四、培训时间和方式

一般为 5 年,第一阶段为 3 年,第二阶段为 2 年。

第一阶段详见北京市卫生局《北京地区专科医师培训细则》。第二阶段主要为专科的初步培训阶段,主要在今后的三级学科工作学习,同时应完成二级学科住院总医师训练,目的是为专业发展奠定一个坚实的基础。通过自学和参加医院、科室组织的讲座和学术活动,提高专业理论水平。

五、考核

(一) 考核类型

1. 轮转考核:参加培训的住院医师须认真填写《住院医师培训登记册》,作为全面考核、培训的重要依据。住院医师每轮转完一个科室由该科主任主持,按照培训细则的要求对住院医师轮转期间的学习和工作情况进行评价,同时组织出科考核及评分,并在培训登记册上记录。

2. 年度考核:第 1、2、4 年的考核由各医院组织进行。

3. 阶段考核:第一阶段参加北京市卫生局组织的住院医师/专科医师培训考试。第一阶段考核合格者,方能进入第二阶段培训,具有做住院总医师的资格。在完成第二阶段培训后,参加医学部继续教育处组织的第二阶段考核。

(二) 第二阶段考核内容

1. 医德医风:由科主任按优、良、中、差四个等级评定,良以上为通过。

2. 临床实践时间:除法定节假日、公休日外,第二阶段各类休假累计达到 30 天,延长 6 个月,不得参加当年考试;达到 60 天者延长 1 年,不得参加当年考试。

3. 完成本学科住院医师培训实施细则规定的内容和要求。

各种原因中途插入培训（非从第一年开始）的，需依据查漏补缺的原则和本学科的培训细则进行科室轮转。

培训细则中的"机动"时间，由各医院根据具体情况安排临床实践。

（三）第二阶段考试项目

专业理论、专业外语、临床思维、临床技能，共4项，全部及格为通过。考试未通过者，延长培训一年，再参加考试。

（四）考核结果审定

第一年的考核与确定专业技术职务相结合，住院医师任职资格由各医院住院医师培训委员会在考核基础上审定。

第二阶段考核后，医学部毕业后医学教育委员会在审定住院医师培训合格资格的同时，审定主治医师资格，由二级单位根据岗位和工作需要聘任。各二级单位中、初级专业技术职务评审委员会不再评审其主治医师资格。

第一或第二阶段培训合格的北京大学附属医院、教学医院的住院医师，可根据北京大学医学部在职申请学位的相关规定，申请硕士或博士学位。

内科培训细则

内科学是一门涉及面广、整体性强的临床医学,它既与临床各科有密切的关系,又是临床各科的基础。内科学培训的范围包括呼吸、循环、消化、肾脏、血液、内分泌代谢、风湿免疫、感染性疾病及老年病等方面的疾病。

第二阶段(第 4~5 年)

一、培训目标

本阶段继续进行二级学科培训,进一步巩固内科各专业的基本知识,并学习相关三级学科专业知识,熟悉并掌握专科常见病的基本理论及诊疗技术,能完成专科病房高年住院医师的医疗工作,参与院内一般会诊,能独立带领实习医师工作及查房,协助病房主治医师做好病房管理及某些科室医疗行政管理工作(如病房业务学习、病历质量检查等)。

二、培训方法

1. 按要求继续在二级学科轮转,重点为急诊、重症监护病房。每个学科轮转结束时,须由该科室给予出科考核。
2. 担任内科住院总医师工作。完成培训后,须由大内科给予培训考核。
3. 分别进入三级学科,按各专业要求进行病房及相关部门学习。
4. 第二阶段培训结束,需经有关部门审核完成规范化培训内容,可参加由北京大学医学部统一组织的第二阶段考试。未完成培训内容者需延长第二阶段培训时间直至完成培训内容方可参加。

三、轮转科室及时间安排

轮转科室	急诊	专业科室 (三级学科)	内科住院总医师	重症监护室 (CCU,RICU)	机动
时间(月)	2~4	6	10~12	2~4	1~2

说明:(1)专业科室时间(即三级学科学习时间)不得超过 6 个月,专业科室学习由各三级学科根据总体要求自行安排,其他转科仍统一由大内科安排。
(2)重症监护室包括:CCU 和 RICU。
(3)急诊、重症监护室:参见相应学科培训细则的条款。

四、参考书目

《内科学》、《实用内科学》、《诊断学》、《内科疾病鉴别诊断》、《希氏内科学精要》、《Principles of Internal Medicine》。要求最新版。

各三级学科指定参考书目。

内科各三级学科第二阶段培训要求

一、心血管内科

1. 轮转目的

（1）掌握：系统掌握心血管系统的解剖及生理学；常用心血管药物的药理学（包括药物代谢、药物不良反应、药物相互作用、药物应用指征、药物对老年患者的影响等）；常见心血管疾病的诊断及治疗；心血管常见急危重症的救治（包括急性心肌梗死、心力衰竭、心源性休克、各类严重心律失常、心脏猝死等）；心脏电生理及介入性心脏病学基本知识、临床应用。

（2）了解：少见心血管疾病的临床表现、诊断、鉴别诊断及处理；妊娠合并心脏病、心脏病与外科手术的危险评估与处理；各项有创及无创检查方法在心血管疾病诊断中的应用价值；常用心血管疾病治疗药物的进展；各类心血管介入性诊治方法的进展。

2. 学习病种

（1）掌握

病　种	病　种
慢性充血性心力衰竭	稳定型心绞痛
常见心脏急症（包括急性冠状动脉综合征、急性心力衰竭、心源性休克、心源性猝死、急性肺栓塞、高血压急症、主动脉夹层等）的诊断及处理	急性冠状动脉综合征： 　　非 ST 段抬高心肌梗死 　　ST 段抬高心肌梗死 　　不稳定型心绞痛
各类常见心律失常	心肌炎、心肌病
血脂异常	心包炎
高血压	感染性心内膜炎
心脏瓣膜病	血管疾病（包括主动脉夹层、外周血管闭塞性疾病）
肺栓塞	
晕厥	会诊妊娠合并心脏病、心脏病与外科手术的危险评估与处理
先天性心脏病	

(2) 了解：马方综合征、长QT综合征、Brugada综合征、致心律失常性右心室心肌病、限制型心肌病、应激性心肌病、左心室致密化不全、围生期心肌病、心动过速性心肌病、瓣膜病的介入和外科手术适应证和禁忌证、心房颤动及心房扑动射频消融术的适应证及禁忌证、室性心律失常植入式心律转复除颤器（ICD）治疗的适应证和禁忌证、心脏同步化（CRT）治疗的适应证和禁忌证。

3. 临床操作技术要求

(1) 完成

技能操作名称	例数	技能操作名称	例数
正确阅读心血管X线影像学检查	20	临时心脏起搏	1
正确分析心电图	80	主动脉内球囊反搏	1
高级生命支持（包括心脏电复律术）	5	床旁血流动力学监测	1
心包穿刺	1		

正确评估或判断动态心电图、动态血压、运动试验、超声心动图、心脏核素检查、冠状动脉CT、冠状动脉造影等结果的临床意义或临床价值。

(2) 了解：了解以下各项检查方法和治疗技术临床应用的适应证和禁忌证：动态心电图、动态血压监测、食管调搏、运动试验、倾斜试验、经胸及经食管超声心动图、心脏核素检查、心脏磁共振检查、冠状动脉CT及肺血管造影、经皮冠状动脉介入治疗及其他介入治疗方法、心脏电生理检查、射频消融术、临时或永久起搏器植入术。

4. 带教实习医师讲课及晚查房选题

(1) 洋地黄类药物的药理作用以及适应证与禁忌证；

(2) 心力衰竭的临床表现与处理；

(3) 心绞痛的临床分型、不稳定型心绞痛与心肌梗死的鉴别诊断、心绞痛及急性心肌梗死的处理；

(4) 心脏听诊：心前区生理性与病理性收缩期杂音的鉴别；心尖部第一心音减弱的临床意义；心尖部舒张期隆隆样杂音的鉴别诊断；主动脉瓣关闭不全与肺动脉瓣关闭不全（肺动脉高压）的区别；

(5) 各种心律失常的心电图表现（房性早搏、房性心动过速、心房扑动、心房颤动、室上性心动过速、室性早搏、室性心动过速、窦性心动过缓、窦性心动过速、窦性停搏、窦房传导阻滞、左右束支传导阻滞）、心电图左右室大、左右房大、心肌梗死等的心电图表现；

(6) 心脏骤停与复苏；

(7) 心律失常的药物治疗。

5. 参考书刊

Cecil Essentials of Medicine（循环部分）

Textbook of Cardiovascular Medicine

Braunwald's Heart Disease (11th edition)

Circulation
American Heart Journal
中华心血管病杂志

二、消化内科

1. 轮转目的

(1) 掌握：慢性胃炎的分类法、胃黏膜病理如肠上皮化生、异型增生的临床意义；黄疸的鉴别诊断尤其是肝内外阻塞性黄疸的鉴别；腹水的鉴别诊断及治疗方法；上消化道出血的常见病因及诊断程序；慢性腹泻的病理生理基础与鉴别诊断；肝肾综合征的发病机制、治疗及预防。

(2) 了解：门脉高压的现代治疗；胃肠内分泌激素的种类及相关疾病；吸收不良综合征；消化内镜介入性治疗的进展。

2. 学习病种

(1) 掌握

病　种
上消化道出血的其他原因（食管-贲门黏膜撕裂症、胃肠淋巴瘤等）
消化性溃疡的特殊临床类型（复合溃疡、球后溃疡等）
慢性腹泻的相关疾病
消化器官肿瘤的诊断和治疗
引起黄疸的常见疾病
肝硬化的多种并发症（肝肾综合征、门静脉血栓形成等）
腹痛和腹部包块的鉴别诊断

(2) 了解：消化道出血的少见疾病如憩室、息肉、血管畸形；胃肠及胆系功能紊乱性疾病；胃肠内分泌激素及相关疾病，如胃泌素瘤等。

3. 临床操作技术要求

了解本专业胃镜检查技术、肝脓肿穿刺技术、结肠镜检查技术、腹水浓缩回输技术的操作过程；了解腹腔镜诊断和治疗的适应证、禁忌证及并发症，腹部超声及核医学检查的适应证、禁忌证，腹腔动脉造影的应用，胃造瘘术的适应证、禁忌证及并发症等。

4. 带教实习医师讲课及晚查房选题

(1) 消化性溃疡的药物治疗；

(2) 胃食管反流病（GERD）的研究现状；

(3) 上消化道出血的检查方法；

(4) 门脉高压的药物治疗；

(5) 内镜在消化系统疾病中的应用；

(6) 慢性腹泻的鉴别诊断；

(7) 幽门螺杆菌研究的现状；

(8) 肝功能检查的临床意义；
(9) 肝性脑病的诊断与治疗；
(10) 下消化道出血的鉴别诊断；
(11) 腹痛的鉴别诊断及进一步检查方法；
(12) 黄疸的鉴别诊断及进一步检查方法；
(13) 良、恶性腹水的鉴别及进一步检查方法；
(14) 急性胰腺炎的处理。

5. 参考书刊

《中华消化杂志》、《中华消化内镜杂志》、《胃肠病学与肝脏病学》、《国外医学·消化系疾病分册》、《临床胃肠病学》、《临床肝胆系病学》。

三、呼吸内科

1. 轮转目的

(1) 掌握：肺功能、动脉血气、肺的非呼吸功能的临床应用，以及要求掌握的疾病的相关理论知识。

(2) 了解：第二阶段要求了解病种的理论知识。

2. 学习病种

(1) 掌握

病　种	病　种
社区获得性肺炎	肺动脉高压和肺源性心脏病
院内获得性肺炎	特发性间质性肺炎
阻塞性气道疾病（COPD、支气管哮喘）	胸腔积液
呼吸衰竭（慢性呼吸衰竭、急性呼吸衰竭）	肺癌
肺栓塞	

(2) 了解

病　种	病　种
结节病	嗜酸性粒细胞性肺炎
肺泡蛋白沉积症	放射性肺炎
肺血管炎	结缔组织疾病的肺部表现
胸膜和纵隔肿瘤	睡眠呼吸紊乱性疾病
外源性过敏性肺泡炎	

3. 临床操作技术要求

(1) 掌握：常规肺功能测定、呼吸机的初步应用、常见肺部疾病的胸部 X 线和 CT 表现。

(2) 了解：纤维或电视支气管镜介入技术、呼吸机的临床应用、胸膜腔闭式引流。

4. 带教实习医师讲课及晚查房选题

(1) 胸部 X 线读片；

(2) 呼吸机的临床应用；

(3) 常规肺功能检查和肺动脉血气分析；

(4) 呼吸科急诊处理；

(5) 结核病化疗；

(6) 肺癌的化疗策略；

(7) 睡眠监测。

5. 参考书刊

呼吸专业方面的中英文杂志及书籍，了解目前呼吸疾病领域的进展和现状。

四、血液内科

1. 轮转目的

(1) 掌握：全血细胞减少的鉴别；贫血和继发性贫血的诊断、鉴别诊断及治疗原则；白血病的诊治进展、化学治疗；急性白血病的 MIC 分型；血小板功能障碍及各种凝血障碍性疾病的诊断与鉴别诊断及其相应的实验室检查；浆细胞病的诊断与鉴别诊断。

(2) 了解：造血生长因子及单克隆抗体的临床应用；造血干细胞培养、造血干细胞移植的种类和临床应用；基因诊断和治疗。

2. 学习病种

(1) 掌握

病　种	病　种
再生障碍性贫血	血小板减少性紫癜
缺铁性贫血	弥散性血管内凝血（DIC）
营养不良性贫血	白血病
自身免疫性溶血性贫血	造血系统药物应用
阵发性睡眠性血红蛋白尿症	免疫低下患者的抗感染治疗
血友病	

(2) 了解：淋巴瘤、浆细胞瘤、血管性血友病、微血管病性溶血性贫血。

3. 临床操作技术要求

掌握：骨髓穿刺、常见血液病的骨髓形态学检查；常见溶血、出血、凝血实验室检查原理、方法及临床意义。

4. 带教实习医师讲课及晚查房选题

(1) 缺铁性贫血的常见病因、临床表现、实验室检查及治疗方法；

(2) 溶血性贫血的实验室诊断、自身免疫性溶血性贫血及阵发性睡眠性血红蛋白尿症的诊治；

(3) 再生障碍性贫血的病因、诊断、治疗方法；
(4) 急性白血病的分类及临床特点、实验室诊断、治疗原则及常用的诱导缓解方案；
(5) 慢性粒细胞性白血病的临床表现、诊断、治疗原则；
(6) 原发性血小板减少性紫癜的临床表现、诊断标准及治疗原则；
(7) 全血细胞减少的鉴别；
(8) 出血性疾病的实验室检查（过筛及归类试验）；
(9) DIC的常见病因、临床表现及诊断标准、治疗原则；
(10) 淋巴瘤的分型、分期及常用的治疗方案。

5. 参考书刊

血液病专著、《中华血液学杂志》、《国外医学·输血及血液学分册》。

五、肾内科

1. 轮转目的

(1) 掌握：几种病理类型肾小球疾病的临床表现、实验室检查、诊断、鉴别诊断和治疗；肾小管酸中毒的发病机制、临床表现和诊治；急、慢性间质性肾炎的病因、临床表现和诊治；腹膜透析、血液透析以及各种血液净化的原理、方法、操作、并发症的防治；肾移植的适应证、急慢性排异的诊断和治疗；糖皮质激素、环磷酰胺等免疫抑制剂的合理使用；肾功能不全时的药物使用。

(2) 了解：其他肾小管疾病的诊治；妊娠时各种肾病的诊治原则；肝肾综合征的诊断和治疗原则；血浆置换的原理和应用。

2. 学习病种

(1) 掌握

病　种	病　种
原发性肾小球疾病（微小病变肾病、膜性肾病、膜增殖性肾小球肾炎、局灶节段性肾小球硬化、系膜增生性肾小球肾炎、IgA肾病、新月体性肾炎）	药物与肾
	继发性肾小球疾病（糖尿病肾病、高尿酸血症肾损害、骨髓瘤肾病、肾淀粉样变性病、血管炎肾损害、类风湿病肾损害）
肾血管性高血压	肾静脉血栓
肾小管疾病	间质性肾炎

(2) 了解：肾移植及血液净化；妊娠与肾；肿瘤相关肾病；感染与肾病；肝肾综合征；肺出血-肾炎综合征；多器官功能衰竭；常见心血管病、肝病、血液病、内分泌代谢病等系统病与肾；遗传与肾病；水电解质、酸碱代谢与肾。

3. 临床操作技术要求

(1) 掌握：血液透析技术如肝素化应用；生化、免疫、放射、超声、核医学在肾病中的应用。

(2) 了解：动静脉内瘘建立技术；肾穿刺、置腹膜透析管、血液透析穿刺插管。

4. 带教实习医师讲课及晚查房选题

(1) 肾功能检查；
(2) 肾病综合征的鉴别诊断；
(3) 肾小球疾病的临床和病理联系；
(4) 免疫抑制剂应用、抗凝治疗；
(5) 腹膜透析指征、方法、并发症处理；
(6) 血液透析指征、方法、并发症处理；
(7) 尿毒症并发症（肺水肿、高血钾、高血压危象）处理；
(8) 狼疮性肾炎的诊断和治疗；
(9) 肾移植指征、排异治疗、并发症处理。
5. 外语、教学、科研等能力要求
翻译国外有关专业文献综述或读书报告 1 篇，实习医师临床带教 1~2 名。

六、内分泌科

1. 轮转目的
(1) 掌握：常见内分泌疾病及内分泌危重病症的诊断、鉴别诊断和治疗；熟悉常见内分泌实验检查，特别是各种激素及代谢产物测定的原理、方法、注意事项、影响因素和结果分析；熟悉常见内分泌疾病的影像学表现，如 B 超、X 线、CT、核磁共振等。
(2) 了解：少见内分泌疾病的临床表现和诊疗方法。
2. 学习病种
(1) 掌握

病　种	病　种
糖尿病及其急性和慢性并发症	慢性淋巴细胞性甲状腺炎
皮质醇增多和减退症	肥胖病
甲状腺功能亢进症和甲亢危象	亚急性甲状腺炎
甲状腺功能减退症和甲低昏迷	内分泌性高血压的诊断和治疗
甲状腺结节的诊疗	骨质疏松症
痛风	

(2) 了解：垂体前叶功能减退症、垂体瘤、尿崩症、性分化和性腺疾病、甲状旁腺功能亢进、甲状旁腺功能减退、胰岛素瘤、多发性内分泌瘤、异位激素分泌综合征、多发内分泌自身免疫功能减退综合征。
3. 临床操作技术要求
(1) 掌握：内分泌实验室检查各种标本留取方法和条件。
(2) 了解：发光法测定激素的原则；激素测定原理；动态血糖监测；胰岛素泵治疗。
4. 带教实习医师讲课及晚查房选题
(1) 甲亢的分类、病因与发病机制、临床表现、实验室检查、诊断与鉴别诊断、治疗方法和适应证、注意事项；

(2) 糖尿病1型与2型的病因及发病机制、口服降糖药的种类、实施及注意事项；
(3) 胰岛素使用的适应证、治疗方案及注意点；
(4) 糖尿病饮食疗法原理、食物热卡计算及注意点；
(5) 糖尿病的三级预防；
(6) 皮质醇增多症的病因与发病机制、诊断与鉴别诊断及治疗；
(7) 尿崩症的诊治；
(8) 糖尿病酮症酸中毒的发病机制与抢救；
(9) 内分泌常用试验原理、操作过程及临床意义。

5. 参考书刊

《内科学》、《内分泌学》、《实用内科学》、《Basic and Clinical Endocrinology》、《Endocrinology and Metabolism》。

七、风湿免疫科

1. 轮转目的

(1) 掌握：类风湿关节炎、系统性红斑狼疮、干燥综合征、血清阴性脊柱关节炎（强直性脊柱炎、Reiter综合征）、骨关节炎、多发性肌炎、皮肌炎、系统性硬化病、痛风性关节炎/高尿酸血症的病因、发病机制和病理改变等；系统性红斑狼疮合并溶血性贫血、狼疮性肾炎、神经精神性狼疮等多脏器受损的临床表现及处理原则；干燥综合征合并内脏病变的治疗原则；特殊类型的风湿病的诊断、鉴别诊断及处理原则。

(2) 了解：系统性红斑狼疮的肾病理、干燥综合征唇腺病理、血管炎病理以及各种关节炎的滑膜的病理特点。

2. 学习病种

(1) 掌握：除第一阶段要求掌握和了解的病种之外，要求掌握下列疾病。

病　种	病　种
狼疮性肾炎	神经精神性狼疮
干燥综合征合并肾小管酸中毒	系统性硬化合并肺间质纤维化
特殊类型的类风湿关节炎	

(2) 了解：软组织风湿病、骨质疏松症以及少见的风湿性疾病。

3. 临床操作技术要求

(1) 掌握：鞘内注射、关节腔穿刺术。
(2) 了解：酶联免疫吸附试验技术、Western Blot技术、PCR技术、关节炎动物模型的建立、皮肤活检等。

4. 带教实习医师讲课及晚查房选题

(1) 类风湿关节炎的病因、发病机制、临床表现、实验室检查、诊断标准及鉴别诊断、治疗原则及用药原则、用药注意事项；

（2）系统性红斑狼疮的病因、发病机制、病理、临床表现、实验室检查、诊断标准及鉴别诊断、治疗原则及用药原则；

（3）干燥综合征的病因、发病机制、病理变化、实验室检查、临床表现及诊断标准；

（4）血清阴性脊柱关节炎的临床表现、实验室检查、诊断标准及鉴别诊断、治疗原则及用药原则；

（5）痛风性关节炎、系统性硬化症、血管炎的临床表现、实验室检查、诊断标准及鉴别诊断、治疗原则及用药原则；

（6）慢作用抗风湿药的应用及不良反应；

（7）激素在风湿病中的应用；

（8）新型免疫抑制剂及生物制剂的应用。

5. 参考书刊

《风湿病学》，《临床风湿病学》，《关节炎概要》，《Textbook of Rheumatology》，《Journal of Rheumatology》，《Arthritis & Rheumatism》、《中华风湿病学杂志》、《Lupus》。

八、感染性疾病科

1. 轮转目的

（1）掌握：病毒性肝炎、肾综合征出血热、艾滋病、中枢神经系统感染的病原学、临床表现、诊断依据、鉴别诊断及治疗；伤寒、菌痢及感染性腹泻等肠道传染病传播途径的共同性、诊断依据、鉴别诊断及治疗；败血症与感染性休克的发病机制及抗休克治疗；抗菌药物的选择、进展与合理应用；寄生虫病的治疗；原因不明发热的诊断与鉴别诊断。

（2）了解：厌氧菌感染的概况与治疗药物的选择；医院内感染的临床流行病学与防治；抗病毒药物的作用机制和选择。

2. 学习病种

病　种	病　种
病毒性肝炎	肾综合征出血热
麻疹	伤寒
细菌性痢疾及其他感染性腹泻	流行性脑脊髓膜炎
化脓性脑膜炎	流行性乙型脑炎及其他病毒性脑炎
败血症	感染性休克
囊虫病	绦虫病
猩红热	艾滋病
水痘	流行性腮腺炎
肝炎后肝硬化及常见合并症	

3. 临床操作技术要求

(1) 掌握：腰椎穿刺术、三腔二囊管压迫止血的适应证、禁忌证及操作。

(2) 了解：肝穿刺的适应证、禁忌证及操作。

4. 带教实习医师讲课选题

(1) 长期不明原因发热的鉴别诊断；

(2) 中枢神经系统感染的诊断与鉴别诊断；

(3) 医院内感染；

(4) 感染性腹泻的诊断与鉴别诊断；

(5) 黄疸的鉴别诊断；

(6) 重型病毒性肝炎的诊断标准和治疗原则；

(7) 病毒性肝炎的临床分型与临床诊断标准；

(8) 肾综合征出血热的发病机制与治疗；

(9) 抗菌药物的临床应用；

(10) 抗寄生虫药物的选择与应用；

(11) 肾上腺皮质激素在感染性疾病中的应用。

外科培训细则

外科住院医师规范化培训是指医学本科毕业或相当于本科毕业后，进入具有培训能力的培训基地的外科（二级学科）后开始的以临床实践技能为主的系统性培训。培训的目的是为了通过培训提高住院医师的临床技能和专业水平，最终能够独立从事外科实践，具有申请外科主治医师的资格。

外科住院医师培训分为两个阶段，共5年时间。第一阶段3年，以外科二级学科轮转为主，在二级学科范围内，轮转参加本学科各主要科室的临床医疗工作，进行全面系统的临床工作基本训练；第二阶段2年，进一步完成轮转，逐步以三级学科为主进行专业训练，深入学习和掌握本专业的临床技能和理论知识，其中包含不少于1年的住院总医师轮转。

通过规范的要求和严格的考核，在相关培训基地上级医师的监督和指导下参与外科临床工作，在临床实践中进行技能培训，从而掌握外科学的基本知识、技能和态度，最终具有能够独立从事外科学临床实践的能力。

直接进入第一阶段第3年培训的人员，原则上在一年的时间内补齐原轮转不足的时间和内容。

培训人员在取得医师资格之前，需在上级具有行医资格的医师的指导和监督下参与临床实践，期间的医疗文书需上级医师签字。

普通外科第二阶段（第4~5年）

一、培训目标

1. 对普通外科常见病、多发病的发病机制、临床表现有深入的了解，能独立完成诊断和鉴别诊断，并能独立进行处理。熟练掌握普通外科基本理论与实践，有较为丰富的临床经验。

2. 能独立进行甲状腺切除、乳腺单纯切除、肠切除、肠吻合、开腹/腔镜胆囊切除等手术。

3. 在上级医师指导下能进行甲亢或较复杂的甲状腺切除手术、乳腺癌根治切除术、胃大部切除术、胆道探查、胆肠吻合、结肠癌根治性切除术、脾切除术等。

4. 培训期间要对普通外科一些较复杂、大型手术的指征、手术方法、手术前后处理有一定认识和实践经验。要参加门静脉高压症、门脉高压分流或断流手术、胰十二指肠切除、肝肿瘤切除、胆管癌根治切除、全胃切除等手术。

5. 参加普通外科教学工作，协助指导转科医师的临床工作。

6. 在上级医师指导下完成至少1篇科研或临床科研论文。

7. 协助上级医师进行病房日常临床工作的管理。

二、轮转科室及时间安排

1. 高年住院医师三级学科轮转12个月。
2. 担任住院总医师12个月。

三、培训内容与要求

培训期间要求完成下列手术并担任手术者。

手术名称	例数	手术名称	例数
甲状腺次全切除术	10～15	胃大部切除术	5
结肠或直肠切除术	5	胆囊切除术	15～20
乳腺癌改良根治或保乳术	5～10	胆总管探查、胆管空肠吻合术	10

培训期间要求在结合临床工作、文献阅读情况下完成临床研究论文1篇并在杂志上发表。

四、参考书刊

《黄家驷外科学》(第7版)
沈克非《腹部外科手术学》
裘法祖《一般外科手术学》
Sabiston《外科学》(最新版)
《Maingot腹部手术学》
Annals of Surgery
American Journal of Surgery
Surgery
Surgical Clinics of North America

骨科第二阶段（第4～5年）

一、培训目标

1. 熟练掌握骨科检查法及常见损伤性疾病的放射学诊断方法。
2. 独立处理软组织损伤、手外伤（包括清创术、取皮术、游离植皮术）。
3. 独立处理骨折与脱位（包括手法复位、外固定术、切开复位内固定术、外固定架复位固定术）。

4. 掌握骨科常见病（如腰椎间盘突出症、类风湿关节炎、强直性脊柱炎、骨关节炎、颈椎病、膝关节紊乱、髋关节病变、骨肉瘤、骨巨细胞瘤）的诊断、鉴别诊断、保守和手术治疗的原则。

5. 掌握骨科常规手术的术前准备和术后处理原则。

6. 具备管理病房日常工作的能力。

7. 具备小查房、指导大学本科学生实习的能力。

8. 具备初步临床科研能力及熟练掌握文献综述能力。

二、轮转科室及时间安排

病房8个月，管病床6～8张；门诊、急诊各1个月；住院总医师12个月。

轮转科室	手外科或整形外科	创伤骨科	关节或脊柱外科	门诊	急诊	住院总医师	机动
时间（月）	2	3	3	1	1	12	2

三、培训内容及要求

（一）手外科或整形外科（2个月）

1. 熟悉开放手外伤的诊断及处理原则或外科整形的基本原则。
2. 熟悉取皮、游离植皮的方法、适应证及术前准备和术后处理。参加植皮手术4～6次、10～20例急诊手术。
3. 熟悉皮瓣、皮管的使用原则及设计方法。

（二）创伤骨科（3个月）

1. 常见骨折的急诊处理原则。
2. 常见骨折的闭合整复和固定20～30例。
3. 开放骨折的切开复位及内固定术10～20例。
4. 复杂创伤的抢救及处理原则，参加2～4例。

（三）关节或脊柱外科（3个月）

（四）门诊（1个月）

（五）急诊（1个月）

（六）住院总医师（12个月）

在科主任及主治医师指导下，全面负责病房管理工作；学会常规手术的术前准备、特殊器械准备、术后处理；负责院内急诊手术及病房会诊工作；参加病房的全部手术，负责每天的病房巡视和本科生的日常教学工作。

要求担任术者或第一助手参加完成下列手术：

（1）股骨颈骨折内固定术 5～10 次；
（2）粗隆间骨折内固定术 5～10 次；
（3）人工股骨头（或全髋）或膝关节置换术 10 次；
（4）关节镜诊断治疗 10 次；
（5）腰椎间盘切除术或其他脊柱手术 5～10 次；
（6）科内讲课 3～4 次，其中围绕本科室内重点临床工作的进展完成文献综述 1～2 篇。

（七）机动（2个月）

在第二阶段专科培训期间，可结合各医院的具体情况，适当安排以上培养计划尚未完成的内容。

四、参考书刊

吴孟超，吴在德. 黄家驷外科学. 第 7 版. 北京：人民卫生出版社，2008
赵定麟. 现代骨科学. 北京：科学出版社，2004
王澍寰. 临床骨科学. 上海：上海科学技术出版社，2005
赵钟岳. 关节外科学. 天津：天津科技出版社，2002
赵定麟. 临床骨科学. 北京：人民军医出版社，2003
胥少汀. 实用骨科学，北京：人民军医出版社，2006
侯树勋. 现代创伤骨科学. 北京：人民军医出版社，2002
张英泽. 创伤骨科学. 石家庄：河北科学技术出版社，2004
胥少汀. 骨科手术并发症及预防与处理. 北京：人民军医出版社，2002
中华骨科杂志
实用骨科杂志

泌尿外科第二阶段

一、培训目标

1. 对泌尿外科常见病、多发病的发病机制、临床表现有深入的了解，能独立完成诊断和鉴别诊断，并能独立进行处理。熟练掌握泌尿外科基本理论与实践，有一定的临床经验。初步掌握男科学常见疾病的诊治原则。

2. 熟悉泌尿外科特殊诊疗方法，如：尿流率、尿动力学检查、前列腺穿刺活检、肾穿刺造瘘（造影）、肾动脉造影等。对金属探条及丝状探子扩张尿道、膀胱尿道镜检查、逆行尿路造影等技术有进一步了解。

3. 能独立进行膀胱造瘘术、包皮环切术、睾丸/附睾/阴囊肿物切除术、睾丸鞘膜翻转术、睾丸固定术、精索静脉高位结扎术等手术。

4. 在上级医师指导下能进行单纯肾切除术、肾盂/输尿管/膀胱切开取石术等手术。

5. 对泌尿外科较复杂、大型手术的指征、手术方法、手术前后处理有一定认识和实践经验。参加开放或腹腔镜下肾上腺切除术、根治性肾切除术、肾盂输尿管连接部成形术、根治性膀胱切除术、根治性前列腺切除术、尿道成形术等；参加经尿道前列腺/膀胱肿瘤电切术、输尿管镜和经皮肾镜手术。

二、轮转科室及时间安排

1. 高年住院医师三级学科轮转12个月。
2. 担任住院总医师12个月。

三、培训内容及要求

1. 培训期间要求完成下列手术并担任手术者。

手术名称	例数	手术名称	例数
膀胱造瘘术	3	附睾或阴囊肿物切除术	2
精索静脉高位结扎术	2	膀胱切开取石术	2
睾丸鞘膜翻转术	2	输尿管切开取石术	2
睾丸固定术	1	肾盂切开取石术	1
睾丸切除术	2	单纯肾切除术	1

2. 培训期间要求在结合临床工作、文献阅读情况下完成临床研究论文1篇并在杂志上发表。

四、参考书刊

《吴阶平泌尿外科学》
《中华泌尿外科杂志》
Campbell's Urology
Urology
Journal of Urology
European Journal of Urology
British Journal of Urology

胸外科第二阶段

一、培训目标

本阶段的培训目标在于加强胸外科的专业基础培训,为专科医师的工作打下坚实基础。

1. 深入熟悉、掌握胸外科的常见病与较复杂疾病的有关理论知识、诊断技术和基本操作,并且能够独立完成有关常见病的诊断及某些疾病的手术治疗。
2. 熟悉、掌握胸外科手术前后的处理及并发症的处理。
3. 熟悉、掌握胸外科的特殊检查方法及在临床的应用,例如X线检查方法、内镜检查(胃镜、纤维支气管镜、胸腔镜、纵隔镜)、CT、DSA、MRI、肺功能等。
4. 参加系统外科学的专业教学工作(见习、实习、带教),并能协助指导转科医师的临床工作。
5. 应在上级医师指导下至少完成1篇科研论文。

二、轮转科室及时间安排

本阶段的第一年,应参加病房管床位6～8张,并完成全部病历的书写及记录工作。第二年担任住院总医师1年。

三、培训内容及要求

完成下列手术。

手术名称	例次	备注
胸腔闭式引流术	8	
开胸探查术	8	术者
胸壁肿物切除术或胸壁结核病灶清除	1	
纵隔肿物切除术	2	
贲门癌下段食管癌根治术	4	
肺叶切除术	4	上级医师协助下作为术者
食管贲门肌层切开术	1～2	
肺楔形切除术	3	
食管癌切除术(弓下、弓上、颈部胃食管吻合术)	6～8	
肺叶或全肺切除术	6～8	
支气管袖式切除术或成形术	1～2	第一助手
胸腔镜手术	4～6	

四、参考书刊

吴孟超，吴在德. 黄家驷外科学. 第 7 版. 北京：人民卫生出版社，2008
李辉. 现代胸外科急症学. 北京：人民军医出版社，2006
黄孝迈，秦文瀚，孙玉鹗. 现代胸外科学. 北京：人民军医出版社，1997
段德溥，秦文瀚. 现代纵隔外科学. 北京：人民军医出版社，2001
王其彰. 食管外科. 北京：人民卫生出版社，2005
张效公. 食管贲门外科学. 北京：中国协和医科大学出版社，2005
中华胸外科杂志

心血管外科第二阶段

一、培训目标

加强心血管外科的专业基础理论及临床技能培训，达到专科医师的初步要求。

1. 熟悉或掌握心血管外科常见病与较复杂疾病的相关基础理论、诊断技术、手术适应证和基本手术操作；具有较好的逻辑思维及临床分析能力；了解本专业领域的新进展及发展趋势。

2. 熟悉或掌握有关心血管外科的特殊检查及临床应用，如各种影像学检查方法（心脏 X 线胸片、CT、MRI、数字减影及超声心动图）、心导管检查、冠状动脉造影术、心脏电生理检查。

3. 掌握心血管外科术前、术后处理及并发症的处理。

4. 参加外科学的有关教学工作（见习、实习工作），并能协助上级医师指导轮科医师的临床工作。

5. 完成读书报告 2~3 篇、综述 1~2 篇，在上级医师指导下完成 1 篇临床或科研论文。

二、轮转科室及时间安排

本阶段的第一年管理病房床位 5~6 张，完成病历的书写及记录工作，达到甲级病历要求。第二年经考试获取资格后完成住院总医师工作（时间 1 年，须经科室考核达到要求）。

三、培训内容及要求

1. 完成操作

手术名称	例次	备注
开、关胸术（胸部正中切口）	10~20	
深静脉及动脉穿刺置管术	3~5	
简单动脉导管未闭结扎术	1~2	
简单房间隔缺损或室间隔缺损修补术	1~2	
建立体外循环	3~5	术者
心包穿刺术	2~4	
获取大隐静脉	15~20	
获取桡动脉	5~10	
获取乳内动脉	5~10	
安放心外膜起搏导线	3~5	
复杂 ASD 修补术	1~2	
巨大 VSD 修补术	1~2	
法洛四联症矫治术	1~2	
其他复杂先天性心脏病手术	1~2	
瓣膜替换术或瓣膜成形术	2~3	助手
冠状动脉搭桥术	5~10	
胸主动脉手术	1~2	
二次开胸术	1~2	
介入性治疗（先天性心脏病封堵术或大血管腔内支架置入术）	1~2	

2. 特殊训练

训练内容	例次
体外循环的准备与管理	5~10
心电图学习（包括做 EKG 及分析诊断）	10~20
超声心动图学习	10~20
心导管检查（包括左、右心导管检查，冠状动脉造影，大血管造影）	5~10

3. 心外科重症监护室（CCU）

在上级医师指导下独立掌握以下技能：

（1）呼吸机的应用（包括工作原理、适应证、方法、脱机指征及步骤、并发症的预防与处理）；

（2）术后血流动力学的监测（包括 Swan-Ganz 管的使用）；

（3）合理应用心血管药物（包括血管活性药物、抗心律失常药物等）、抗生素、利尿剂等；

（4）术后抗凝治疗；

（5）主动脉内球囊反搏（IABP）的使用；

（6）床旁血液透析及腹膜透析；

（7）术后营养支持；

(8) 术后并发症处理（如：低心排综合征、恶性心律失常、急性肾衰竭、肺动脉高压危象、灌注肺、急性心包压塞、术后大出血、神经系统并发症、多器官功能衰竭）。

神经外科第二阶段

一、培训目标

1. 掌握神经外科常见疾病的基本理论和诊治技术。
2. 掌握颅内压增高和脑疝、颅脑损伤的急救原则。
3. 掌握常见开、关颅手术和椎板切除等基本操作。
4. 能独立进行神经外科相关的影像阅片，掌握各种检查的适应证、禁忌证、风险和应对措施。

二、轮转科室及时间安排

半年为一单元，每周1次急诊（一线）。带领下级医师完成常见颅脑损伤的急诊处理，颅内和椎管内肿瘤的诊断和鉴别诊断20例，神经外科血管性疾病的初步诊断10例。承担部分教学辅助工作，第5年开始担任住院总医师12个月。

三、培训内容与要求

在上级医师指导下，完成或参加以下工作。

手术名称	例次	备注
慢性硬膜下血肿冲洗引流术	8	
常见开颅术	10	
血肿清除术	5	
头皮、颅骨肿物切除术或颅骨缺损修补术	5	独立完成
脑室-腹腔分流术	3	
脑室穿刺外引流术	5	
颅内和椎管内肿瘤的诊断	20	
颅内表浅脑膜瘤切除术	3	
颅内脑叶内肿物切除术	3	助手
后颅窝开颅或枕下减压术	5	
脊髓肿瘤切除或先天性疾病手术	10	

四、参考书刊

吴孟超,吴在德.黄家驷外科学.第7版.北京：人民卫生出版社,2008
章翔.临床神经外科学.北京：人民军医出版社,2006
王忠诚.神经外科学.武汉：湖北科学技术出版社,2004
周良辅.现代神经外科学.上海：复旦大学出版社,2001
雷鹏.颅神经外科学.北京：军事医学科学出版社,2004
江澄川.现代功能神经外科学.上海：复旦大学出版社,2004
中华神经外科杂志

烧伤外科第二阶段

一、培训目标

1. 初步掌握烧伤外科临床基本工作。
2. 达到具有烧伤外科专业知识和临床技能低年主治医师水平。

二、轮转科室及时间安排

第一年担任烧伤外科住院医师12个月,第二年担任烧伤外科住院总医师12个月。

三、培训内容与要求

(一) 第一年担任烧伤外科住院医师工作

1. 管病床4~5张,同时担负门诊和急诊工作。
2. 熟悉烧伤外科诊断治疗基本原则和病历书写。
3. 掌握烧伤、电烧伤、化学烧伤及吸入性损伤的诊断和治疗。
4. 掌握烧伤清创术、滚轴刀和鼓式取皮机取皮技术。
5. 参加大面积深度烧伤病人的抢救,熟悉其抢救、治疗原则。
6. 掌握气管切开、焦痂切开减压术的适应证。
7. 独立完成读书报告2次。
8. 手术要求：在上级医师指导下完成以下手术。

手术名称	例次	手术名称	例次
深度烧伤的切痂和削痂术	3	异体皮移植术	1
中厚皮片取皮、移植术	10	局部皮瓣转移修复术	2
全厚皮片取皮、移植术	5	参加腹部去脂术	2

(二) 第二年担任烧伤外科住院总医师工作

1. 熟悉烧伤外科基本理论与实践，对不同类型、不同深度烧伤的诊断处理有一定经验。
2. 能掌握常见皮瓣使用原则及设计方法。
3. 能掌握大面积烧伤、电烧伤、化学烧伤的处理与急救。
4. 独立完成读书报告2次。
5. 了解显微外科的基本技术。
6. 熟悉各种感染性伤口的处理原则。
7. 手术要求：在上级医师指导下完成以下手术。

手术名称	例次	手术名称	例次
深度烧伤减张切开术	2	皮肤扩张器植入术	1
烧伤后瘢痕挛缩整形	2	小白鼠股动静脉吻合手术	2
手的邻指皮瓣	1	参加游离皮瓣手术	2

四、参考书目

杨之骏，许伟石，史济湘主编. 烧伤治疗. 第二版. 上海：上海科学技术出版社，1985

汪良能，高学臣主编. 整形外科学. 北京：人民卫生出版社，1989

朱洪荫主编. 医学百科全书－整形外科学分册. 上海：上海科学技术出版社，1986

整形外科第二阶段

一、培训目标

1. 初步掌握整形外科临床基本工作。
2. 达到具有整形科专业知识和临床技能低年主治医师水平。

二、轮转科室及时间安排

第一年担任整形外科住院医师12个月，第二年担任整形外科住院总医师12个月。

三、培训内容与要求

(一) 第一年担任整形外科住院医师工作

1. 管病床4～5张，同时担负门诊和急诊工作。

2. 熟悉整形科诊断治疗基本原则和病历书写。
3. 掌握清创术、滚轴刀和鼓式取皮机取皮技术。
4. 独立完成读书报告2次。
5. 手术要求：在上级医师指导下完成以下手术。

手术名称	例次	手术名称	例次
刃厚皮片取皮、移植术	2	手外伤清创缝合术	5
中厚皮片取皮、移植术	10	局部皮瓣转移修复术	2
全厚皮片取皮、移植术	5	参加腹部去脂术	2
瘢痕挛缩松解植皮术	3	参加隆乳术	2
体表小肿物切除术	10		

（二）第二年担任整形外科住院总医师工作

1. 熟悉整形外科基本理论与实践，对组织缺损的诊断和修复有一定经验。
2. 能掌握整形外科各种皮瓣使用原则及设计方法。
3. 对影响外形的各种先天畸形的诊治有所了解。
4. 独立完成读书报告2次。
5. 了解显微外科的基本技术。
6. 了解鳞癌、基底细胞癌、恶性黑色素瘤等体表恶性肿瘤的治疗原则。
7. 熟悉各种感染性伤口的处理原则。
8. 手术要求：在上级医师指导下完成以下手术。

手术名称	例次	手术名称	例次
晚期烧伤瘢痕挛缩整形	2	参加重睑、眼袋、除皱等美容手术	各2例
手的邻指皮瓣	1	小白鼠股动静脉吻合手术	2
唇裂修复术	1	参加游离皮瓣手术	2
皮肤扩张器植入术	1		

四、参考书目

汪良能，高学臣主编. 整形外科学. 北京：人民卫生出版社，1989
朱洪荫主编. 医学百科全书－整形外科学分册. 上海：上海科学技术出版社，1986

小儿外科第二阶段

一、培训目标

1. 在完成转科的基础上，深入小儿外科专业进行临床训练。

2. 第二阶段完成要求的病例和手术及理论学习，应掌握本专业的基本理论、基本知识和临床技能。

3. 担任住院总医师1年，培训全面管理病房，处理急诊、会诊以及某些疑难病症的能力。

二、轮转科室及时间安排

第一年担任小儿外科住院医师12个月，第二年担任小儿外科住院总医师12个月。

三、培训内容与要求

1. 对小儿外科常见病、多发病的发病机制及临床表现有深入的了解，能独立完成诊断及鉴别诊断、独立处理。

2. 对小儿外科一些基本理论与实践，如小儿各年龄阶段生理病理特点，特别是新生儿期的特点及小儿外科的补液、水和电解质平衡紊乱、静脉营养、小儿外科常用药物、休克与创伤、小儿外科感染、围手术期治疗、术后并发症等，有较深入的认识和较丰富的临床经验。

3. 了解小儿外科少见病和罕见病的临床特点、诊断、鉴别诊断和治疗原则。

4. 腹腔镜微创手术的基本理论。小儿外科危重病人的抢救原则。

5. 学习病种及数量要求。

病种名称	例次	病种名称	例次
阑尾炎	15	病理性脾切除	1
肾母细胞瘤	2	疝气	15
鞘膜积液	15	先天性巨结肠	3
肠系膜淋巴结炎	2	先天性胆总管囊肿	1
甲状舌骨囊肿	2	胆道闭锁	1
肠套叠	2	泌尿生殖系炎症	2
肠梗阻	3	隐睾	5
腹部创伤	2	精索静脉曲张	
大网膜囊肿	1	先天性肾盂积水	2
胰腺炎	2	肾输尿管重复畸形	1
美克尔憩室引起的并发症	1	膀胱输尿管反流	1
肠旋转不良及并发症	1	输尿管开口异位	1
先天性肥厚性幽门狭窄	2	尿道下裂	2
新生儿消化道穿孔	1	十二指肠梗阻	2
先天性肠闭锁及狭窄	2	先天性直肠肛门畸形	2

6. 病种及手术例数要求如下。

手术名称	例次	备注
疝气	10	
阑尾切除术	10	
睾丸下降固定术	5	
鞘状突高位结扎术	10	
体表肿物切除	4	
肠造瘘	1	术者
肠套叠手术复位	1	
幽门环肌切开术	1	
膀胱造瘘	1	
精索静脉曲张高位结扎术	1	
尿道狭窄手术	2	
甲状舌骨囊肿切除术	1	
大网膜囊肿切除	1	
肠梗阻开腹探查	1	
肠切除吻合	2	第一助手/上级医师指导下担任术者
低位无肛会阴肛门成形术	2	
先天性巨结肠	1	
先天性胆总管囊肿	1	
新生儿肠闭锁手术	2	
肾盂成形	2	

7. 指导低年住院医师日常工作。

8. 参加一定的病房管理，如出入院登记，院内感染登记，合并症、死亡病例登记等。

9. 参加本科见习生的教学工作和部分进修医师的指导工作。

四、参考书刊

《实用小儿外科学》
《小儿外科手术学》
《实用腔镜外科学》
《Pediatric Surgery》
《中华小儿外科杂志》
《The Journal of Pediatric Surgery》

运动医学科第二阶段（第4～5年）

一、培训目标

1. 初期要求管理病人、书写病历。
2. 熟练掌握运动创伤检查法（肩、肘、膝、踝、髋、脊柱）。
3. 独立处理常见运动创伤。
4. 独立处理常见骨折与脱位（包括手法复位、外固定术）。
5. 掌握运动医学科及骨科常见病（如膝、肩、肘、踝等关节疾患，脊柱疾患）的诊断、鉴别诊断、保守和手术治疗的原则。
6. 掌握运动医学科常规手术的术前准备和术后处理原则。
7. 具备管理病房日常工作的一般能力。
8. 具备小查房、指导大学本科学生实习、小讲课的能力。
9. 具备临床科研能力及文献综述和论文书写能力。
10. 熟练掌握膝关节镜常规技术，深入了解其他关节镜技术。
11. 掌握常见运动伤病的康复。

二、轮转科室及时间安排

轮转	病房	党校院区	机动：下队、实验室	住院总医师
时间（月）	8	2	2	12

1. 住院医师：10个月，加强加深第一阶段临床能力训练要求。管理床位3～4张，门诊每周1次，急诊每月2～3次。
2. 住院总医师：12个月，总住院医师训练结束后，参加住院总医师工作考核，成绩合格。

在科主任和主治医师的指导下，全面负责病房管理工作，学会常规手术的术前准备、特殊器械准备、术后处理；负责院内急诊及手术、病房会诊工作；参加病房手术，负责每天的病房巡视和本科生的日常教学工作。

3. 机动：2个月，根据需要，下运动队工作、运动创伤实验工作。

三、培训内容与要求

1. 创伤急诊
（1）常见骨折的急诊处理原则。
（2）常见骨折的闭合整复和固定，参加2～4例。

(3) 骨折的切开复位及内固定术,参加2~4例。

(4) 复杂创伤的抢救及处理原则,参加1~2例。

(5) 掌握肌肉损伤的处理原则,参加2~4例。

(6) 掌握急性肌腱断裂的处理原则:跟腱、髌腱、股四头肌腱、肱三头肌腱;独立完成肌腱修复手术15~20例。

(7) 掌握间隔综合征的诊断及处理原则,参加1~2例。

(8) 掌握急性韧带损伤的处理原则:膝关节前交叉韧带损伤、内侧副韧带损伤、外侧副韧带损伤、后交叉韧带损伤;肘关节内侧装置损伤;踝关节外侧副韧带损伤;参加10~15例。

(9) 掌握急性关节软骨损伤的处理原则,参加2~4例。

2. 慢性运动创伤

(1) 膝关节:掌握膝关节常见运动损伤的诊断、鉴别诊断、保守和手术治疗原则;掌握膝关节镜常规技术。

独立完成:膝半月板切除术10~15例、膝关节镜诊断治疗术10~15例、膝关节游离体取出术2~4例、膝关节软骨修复5~10例。

参加手术:膝半月板缝合术5~10例、膝半月板移植2例、膝关节韧带断裂缝合修补或重建术5~10例、全膝人工关节置换术10~15例、髌骨脱位矫正术5~10例、关节滑膜全切除术2~4例。

(2) 肩、肘、踝关节:掌握常见肩、肘、踝关节损伤的诊断、鉴别诊断、保守和手术治疗原则;熟悉肩、肘、踝关节镜常规技术。

参加手术:肩袖缝合修补术10~15例、肩不稳矫正术10~15例、肩锁关节脱位2~4例、肘关节韧带断裂缝合修补术2~4例、肘骨关节病清理术2~4例、踝关节韧带断裂缝合修补术5~10例、踝骨关节病清理术2~4例。

(3) 末端病:掌握常见末端病的诊断、鉴别诊断、保守和手术治疗原则。

参加手术:肘肱骨外上髁炎清理术2~4例、肘肱骨内上髁炎清理术2~4例、跟腱末端病清理术2~4例、胫骨结节骨软骨炎门诊1~2例。

(4) 神经卡压:掌握常见神经压迫综合征的诊断、鉴别诊断、保守和手术治疗原则。

参加手术:肘管松解术2~4例、腕管松解术1~2例。

(5) 骨骺损伤:参加手术:肱骨内上髁骨骺分离复位内固定术1~2例;门诊:股骨头骨骺炎2例。

(6) 脊柱损伤:椎板骨折与滑椎门诊1~2例、腰椎小关节损伤门诊2~4例、腰椎间盘突出症门诊5~10例。

(7) 疲劳骨折:门诊:胫骨疲劳性骨膜炎或骨折1~2例、跖骨疲劳性骨膜炎或骨折1~2例。

3. 康复:指导常见韧带损伤、软骨损伤、肌腱损伤的术后康复,门诊10~20例。

4. 科内讲课2~3次,发表临床科研论文1~2篇。

四、参考书目

《实用运动医学》运动创伤部分、《骨与关节损伤》、《膝关节镜手术学》、《膝关节交叉韧带外科学》和《坎贝尔骨科手术学》。

妇产科培训细则

妇产科学的研究范围包括妇产科基础知识、妇女保健、计划生育、生理与病理产科、妇科各种疾病，妇产科常用特殊检查及手术、放射、内分泌、化疗等各种治疗方法。

妇产科学是一门实践性较强的临床学科，妇产科住院医师培训是通过临床技能的训练，结合理论知识学习，使培训者获得本专业的基本理论、基本知识和基本技能，从而为将要从事的妇产科临床工作打下基础。

住院医师培训时间为5年，分为两个阶段进行。第一阶段3年，第二阶段2年。培训者经第一阶段考试合格后进入第二阶段。

第二阶段（第4~5年）

一、培训目的

第二阶段为妇产科高年住院医师培训阶段，在完成第一阶段培训的基础上巩固妇产科各专业知识，学习妇产科三级学科知识，熟练掌握妇产科各专业常见病的各项理论和诊疗技术，学习各专业常见疾病知识，培训结束后应达到低年主治医师水平。同时加强与患者及家属的沟通能力。

二、培训方法

第四年为住院医师的提高阶段，为担任住院总医师打好基础。轮转仍安排为妇科病房、产科病房和妇产科门诊（含计划生育病房或门诊）各4个月。其中妇科病房、产科病房时间可酌情增加，门诊时间可酌情减少。

第五年为住院总医师阶段，妇科病房、产科病房各6个月。

相关科室和实验室学习，如超声波、麻醉科、病理科及宫颈/阴道细胞学、内科或外科的轮转应不安排在第二阶段进行。

三、轮转科室及时间安排

轮转科室	妇产科门诊*	妇科病房	产科病房	妇科住院总医师	产科住院总医师
时间（月）	4	4	4	6	6

*包含轮转计划生育病房或门诊时间

四、培训内容与要求

(一) 妇产科门诊 (4个月)

要求掌握的理论知识和临床技能：

(1) 妇产科门诊、急诊常见病的诊断、独立处理并在上级医师指导下参加危重病人的急症抢救。

(2) 妇科疑难病症的门诊、急诊病症的处理。女性内分泌疾病、异常阴道流血、各种妇科肿瘤、滋养细胞肿瘤、计划生育并发症、妇科急腹症的诊断、鉴别诊断及处理，包括宫外孕、卵巢肿物蒂扭转、急性盆腔炎、卵巢肿物破裂、子宫内膜异位症、妊娠期子宫肌瘤红色变性等各种门诊、急诊的诊断和处理。

(3) 妊娠期高血压疾病、先兆子痫、子痫、产前和产后出血（前置胎盘、胎盘早期剥离）、过期妊娠、高危妊娠、骨盆异常、软产道异常、胎位异常、胎儿宫内生长受限、胎盘功能低下；各种妊娠合并症，如心脏病、阑尾炎、糖尿病、肾病、肝病、血液病等门诊、急诊诊断及初步处理。

(4) 了解产前诊断的目的和方法。熟悉产前保健各个环节的目的和要求。

每周门诊工作应不少于6个单元，平均每单元接诊患者不少于15例。

教学要求：参与指导实习医师及低年住院医师的临床工作。

(二) 产科病房 (4个月)

重点培养独立处理异常妊娠及异常分娩能力。掌握妊娠图与产程图、正常分娩、识别并处理异常产程及分娩方法的选择、产科的内外科合并症分娩期处理。

要求掌握的理论知识和临床技能：

(1) 使用胎心监护仪并作出正确、及时的诊断，能够恰当、及时地选用其他宫内监护手段，如B超、血及羊水生化检测等。

(2) 诊断及处理妊娠合并症，如：妊娠高血压疾病、产前和产后出血、妊娠期糖尿病、胎儿宫内生长受限、羊水过多、羊水过少、过期妊娠、产褥感染等；诊断处理常见内科合并症，如心脏病、糖尿病、慢性高血压、肾病、肝病等。

(3) 了解晚期妊娠引产的适应证，熟悉各种方法的使用（如催产素、前列腺素的应用等）。

(4) 产程中发现异常情况（如宫缩乏力、产程延长等）能准确及时进行处理；会判断头盆不称与头位难产（如持续性枕横位、枕后位、高枕、直位、头盆倾斜不均等）、臀位、横位等胎位异常。

(5) 参加产科常见重、危、急病人的抢救与处理，如子痫、产前和产后出血性休克、羊水栓塞、DIC及新生儿窒息的抢救等。

(6) 轮转要求：管理床位≥6张，重点管理病房的危重症患者。

(7) 临床技能例数要求：

手术名称	术者或操作者（例）	助手或见习（例）
接生	5	15（指导低年住院医师）
会阴侧切缝合术	10	
剖宫产	25（包括臀位、双胎）	10
产钳或胎头吸引术	5	
阴道/宫颈裂伤缝合术	2	
会阴Ⅲ度裂伤缝合术及外阴、阴道血肿缝合		2
胎盘剥离术	5	
羊水穿刺术	5	
新生儿窒息复苏	5	

教学要求：参与指导实习医师及低年住院医师完成所管病人的病历书写，制订治疗方案，结合临床进行分析和讨论。

（三）妇科病房（4个月）

要求掌握的理论知识和临床技能：

（1）掌握妇科常见病的诊断、鉴别诊断和治疗，及时发现异常情况，如术后并发症，复杂感染伤口换药，参加急症、重症病人的抢救。

（2）熟悉常见妇科恶性肿瘤的诊断分期、治疗方案、化疗药物、疗程、副反应及处理原则。

（3）了解生殖道畸形及损伤性疾病的诊断和处理。

（4）学习、了解妇科腔镜（包括腹腔镜和宫腔镜手术）20例。

（5）轮转要求：管理床位≥6张，重点管理病房的重症患者。

（6）临床技能例数要求：手术难度较第三年增加。

手术名称	术者或操作者（例）	助手（例）
宫颈小手术（包括 LEEP 手术）	10	
困难刮宫（上级医师指导下）	10（如葡萄胎等）	
全子宫切除术	10（应包括有手术史患者）	20
根治性子宫切除术		3
阴式子宫切除术		5
卵巢癌肿瘤细胞减灭术		3
宫腔镜手术	5（检查术）	5
腹腔镜手术		20
陈旧性Ⅲ度会阴裂伤修补术*		

* 上级医师的指导下完成，因病例较少，不做例数要求

教学要求：参与指导实习医师及低年住院医师完成所管病人的病历书写，制订治疗方案，结合临床进行分析和讨论。

(四) 计划生育病房及门诊

要求掌握的理论知识和临床技能：

(1) 独立完成较困难的人流 5 例。

(2) 了解人流、放置及取出避孕环的合并症（如子宫穿孔、刮宫不全、避孕环嵌顿）的处理。

(3) 熟练掌握药物流产的适应证、给药方法及合并症处理。

(4) 了解不育症的检查、诊断和治疗方法。

(五) 住院总医师（12 个月）

妇科病房、产科病房各 6 个月。

要求理论知识、临床技能和病房管理能力全面提升。轮转完成后能够达到低年主治医师水平，独立完成病房基本医疗工作。

住院总医师职责：

(1) 掌握妇产科急救：参加全科重危病人的抢救；组织各病房重症抢救；要求独立处理常见的异常妊娠、异常分娩；做查房或病例讨论的重要发言人，包括文献综述或临床总结。

(2) 手术操作：能够独立进行一般手术，如子宫下段剖宫产、子宫全切、低位产钳助产、附件切除及肿块剥除手术。参加一些难度较大的手术。

(3) 培养教学意识和教学工作能力，应以高度的责任感积极参加教学工作，掌握一定的教学工作方法，负责实习医师的临床教学计划安排和实施接受实习需要的病种，指导和检查实习医师及各级住院医师的临床和教学工作完成情况。参与医学生、进修医师和低年住院医师和护理专业学生教学工作，临床病例讨论、专题讨论和教学查房。

(4) 培养行政管理能力：每月总结病房的报表，参加病房核心组工作，需要时可协助或全权代表主治医师执行医疗及行政等方面的工作。

(5) 临床工作具体要求：

手术名称	术者（例）	助手（例）
宫颈 LEEP、锥切手术	5	5
开腹全子宫切除术	20	
开腹附件手术		3（指导下级医师）
根治性子宫切除术		3
阴式子宫切除术	3	2
卵巢癌肿瘤细胞减灭术		3
宫腔镜手术	5	5
腹腔镜手术（包括附件及子宫手术）		20
剖宫产（包括臀位、前置胎盘、多胎）	50	
产钳或胎头吸引术	10	

手术名称	术者（例）	助手（例）
阴道/宫颈裂伤缝合术	2	
会阴Ⅲ度裂伤缝合术及外阴、阴道血肿缝合		2
胎盘剥离术	5	
羊水穿刺术	10	
新生儿窒息复苏	5	

（6）带领下级医师下午或晚查房，组织病例讨论及修改病历。

五、参考书刊

《妇产科学》（北京大学医学出版社、人民卫生出版社）
《中华妇产科学》
《中华妇产科杂志》
《中华围产医学杂志》
《中国实用妇科与产科》
《实用妇产科杂志》
《现代妇产科进展》
Williams Obstetrics
Novak's Gynecology

儿科培训细则

儿科学是一门研究小儿生长发育规律、提高小儿身心健康和疾病防治质量的医学科学。服务对象包括自胎儿至青少年各年龄阶段的小儿。其专业范围包括：预防儿科学、发育儿科学和临床儿科学。临床儿科学又分为心血管病学、血液病学、神经病学、肾病学、内分泌学、遗传病学、呼吸病学、消化病学、感染病学、急救医学等专业，结合年龄特征又分为围生医学、新生儿学以及青春期医学等。住院医师培训期限为5年，第一阶段3年，第二阶段2年。

第二阶段

一、培训目标

1. 在住院医师培训阶段，使其掌握儿科基础知识、基本技术，病历采集与书写；对儿科领域所涉及的内容有基本的了解，对儿科常见病、多发病的病因、发病机制、临床表现、诊断、鉴别诊断有较详细的了解和一定的处理能力，打好儿科临床工作基础。

2. 第二阶段培训医师应继续掌握并熟悉儿科急救医学及各亚专科知识，以及各亚专科常见疾病的各项理论及诊疗技术，能完成高年住院医师工作，指导低年医师及进修医师，完成住院总医师工作。

3. 指导实习医师生产实习，修改实习医师病历并签字。

4. 阅读专业文献，参加专业学术活动。结合临床完成论文1~2篇。

二、培训方法

安排8~12个月担任住院总医师或相当的工作，承担儿科及各科院内会诊，承担教学任务及带实习医师晚查房。能组织病房业务学习及病历质量检查、协助科主任或主治医师做好病房管理。安排一定的门诊、急诊时间及实验室（如骨髓室、脑电图、心电图、超声心动图、X线片、急救医疗仪器等）学习。

三、轮转科室及时间安排

轮转科室	重症监护病房	儿科病房	儿科门诊、急诊	住院总医师
时间（月）	3	3~6	3~6	8~12

四、培训内容与要求

参加病房管理工作，做晚查房工作，担任主治医师的助手。
协助指导低年住院医师对疑难及危重病儿诊疗及抢救。
协助主任及主治医师做好病房管理工作及实习教学。
参加儿科临床各类查房、讲座、学习班、学术活动。

（一）重症监护病房（3个月）

提高急救医学重症救治工作能力，应掌握小儿危重症的基本临床监护技能。掌握气管插管、心肺复苏技术、呼吸机应用、静脉营养等。掌握心力衰竭、呼吸衰竭、肾衰竭、惊厥持续状态、休克等疾病的处理。

（二）儿科病房（3~6个月）

根据本人的专业方向选择专业病房轮转（如血液、肾、心血管、神经、新生儿、危重症等）。掌握本专业疾病的诊断和处理，掌握有关的临床技能（如骨髓阅片、肾病理、心电图、超声心动图、头颅MRI、脑电图、头颅B超、X线检查等）。协助指导低年住院医师工作，协助主治医师做好病房管理、实习医师带教。

（三）儿科门诊、急诊（3~6个月）

掌握儿科常见病及儿科危重急症的诊断和处理。掌握儿科急性呼吸道传染病（麻疹、风疹、水痘、猩红热、腮腺炎、手足口病等）、感染性腹泻、细菌性痢疾、结核感染的诊断和处理。掌握儿科急症（高热、惊厥、脱水、晕厥、中毒等）的处理。

（四）住院总医师（8~12个月）：执行24小时负责制。

五、其他

1. 在上级医师指导下，训练临床科研能力，掌握基本临床科研方法。结合临床工作撰写论文、文献综述、病例报告等。

2. 参考书刊

《儿科学》，《实用儿科学》，《临床儿科学》，新版《Nelson儿科学》等。
《中华儿科杂志》，《国外医学·儿科学分册》，《临床儿科杂志》，《中国实用儿科杂志》，《新生儿科杂志》，The Journal of Pediatrics。

儿科住院总医师职责

一、总则

1. 在科主任和主治医师的领导下，做好病房内各项业务工作及日常医疗行政管理工作。
2. 负责检查督促各项医疗规章制度和技术操作规程的贯彻执行，防止差错事故发生。
3. 负责组织和参加科内疑难、危重病人的会诊、抢救和治疗工作；负责组织病房疑难病例、死亡病例的讨论，并做好登记工作。
4. 协助科主任和主治医师做好对住院医师、进修医师、实习医师的培训和日常管理工作。
5. 带领下级医师做好晚间查房和巡视工作，主治医师不在时，代理主治医师工作，发现重大问题及时上报。
6. 负责检查入院、出院病人登记本，交班本，医疗事故、医疗差错、合并症登记本，主任查房记录本，死亡登记讨论本和病历质量检查本。
7. 负责病房二线、三线、四线排班（包括节假日）。
8. 负责检查和督促住院医师填写病房传染病报卡。
9. 负责检查和督促住院医师填写院内感染报卡。
10. 住院总医师上岗前要参加岗前培训，包括熟悉住院总医师职责以及由 ICU 专业医师指导培训新生儿复苏。

二、具体细则

（一）日常医疗工作

1. 周一 8AM 大交班

交班内容：

（1）儿科病人总数、周末新病人数、重病人数。
（2）各病房情况：总病人数、新病人数、重病人情况（包括：床号、姓名、性别、年龄、入院日期、诊断、病情变化和处理、转归）。
（3）一周内各病房的特殊事件：如发现传染病、医疗纠纷、存在的隐患等。
（4）交班完毕后医疗主任、科护士长及全体二线到各病房巡视及查看重病人。

2. 周二至周五 8AM 二线交接班。
3. 周一至周五上午参加查房及辅助主治医师工作。
4. 周一至周五下午 4PM - 5PM 到各病房与主治医师交接班。
5. 每天 6PM 值班二线、三线到各病房晚查房，及时发现并处理存在问题。
6. 周六、周日及节假日 8AM 二线、三线到各病房进行床旁交班，交班完毕后分别检查前一天的新病人和病房的重病人，指导并检查一线医师当日的治疗。

7. 主治医师轮休或不在时及住院总医师值班期间：负责各病房重病人的处理，检查、核实一线医师的医嘱以及病程记录；病房及门诊出现医疗问题呼叫二线时及时赶到现场指导工作。

（二）会诊工作

1. 住院总医师 24 小时班（配专用小灵通或手机），负责参加院内会诊（包括产科新生儿复苏抢救）。

2. 负责组织病房疑难病例的会诊讨论并记录。如需院内会诊，请病房写好病历摘要及需要会诊人员，交医务处。

（三）科查房工作

1. 每周一公布本周科查房内容（注明病房诊断及查房目的）。

2. 负责科查房准备工作，包括：病历摘要的复印、发到各病房以及多媒体的准备；参加科查房，并通知下周查房的病房主治医师进行查房前准备。

（四）负责实习学生的教学安排

1. 实习分组：每个同学在儿科实习共 6 周，其中门诊 1 周，病房 5 周分 2 个病房。

2. 安排病例讨论：前 5 周，每周 1 次（主讲人：副高及副高以上职称）。

3. 安排出科考试：最后一周。

（五）各病房医疗文书检查

每 3 个月检查一次各病房及门诊的各种登记本（病房包括入院、出院病人登记本，交班本，医疗事故、医疗差错、合并症登记本，主任查房记录本，死亡登记讨论本，病历质量检查本，产儿查房本；门诊包括工作量登记本，医疗差错、事故登记本，死亡登记本）。

（六）病历检查工作

1. 值班期间负责检查及修改住院医师的病历、医嘱。

2. 安排每 2 个月一次的病历检查（一般选周五下午），抽查各病房病历 2 份，住院时间尽量在 2 周以上。

（七）排班工作

1. 每月初（5 号之前）统计上月病房一线至四线夜班数。

2. 每月初（5 号之前）统计上月节假日加班数。

3. 每月底（20 号左右）排下月病房值班表。

（八）培训工作及记录

负责住院医师每次培训内容的记录及考试。

（九）报表工作

每月初（5号之前）检查并收集各病房院内感染报表并记录签字（住院医师小组长和住院总医师），交至感染管理科并签字。

（十）住院总医师记录本

交班本，科查房记录本，会诊记录本，住院医师培训记录本，医疗文书检查记录本，院内感染报表登记本，轮转记录本。

眼科培训细则

眼科学是研究人类视觉器官疾病的发生发展及其防治的专门学科,有着很强的专业特点,但又与其他临床学科和基础医学学科有着广泛的联系。眼科学研究范围包括眼的生理、生化、药理、病理、免疫、遗传以及眼的各种特殊检查和眼显微手术技术。

第二阶段(第4~5年)

一、培训目标

使住院医师掌握眼科基础知识和基本技能;对眼科常见病、多发病的发病机制、临床表现、诊断和鉴别诊断有较详细的了解和一定的处理能力;熟悉并掌握观察病程及疾病演变规律,培养临床思维能力,打好眼科临床工作基础。掌握正确书写病历、带教实习医师的技能。掌握常见病门诊、急诊处理及重危病例抢救。

1. 全面掌握眼前段、高级裂隙灯检查法和眼后段检查技能。
2. 能够正确处理眼科急诊(例如视网膜中央动脉阻塞、眼外伤、急性闭角型青光眼、眼内炎)。
3. 掌握常见的眼前节手术(例如白内障摘除、人工晶体植入、各类抗青光眼手术)的操作及并发症处理。熟悉复杂但常见的手术问题的处理。
4. 掌握青光眼、感染性眼病、玻璃体视网膜病及眼科整形等亚专业中的关键检查技术。
5. 掌握常见眼病和肿瘤的病理特点。
6. 教学:协助上级医师带教实习医师;带领低年住院医师及进修医师查房,并指导低年医师进行常见外眼病的手术治疗操作。
7. 科研:广泛阅读国内外专业文献,了解眼科的新进展、新知识和新技术,完成1篇眼科临床综述类文章,并参与临床科研工作。

二、轮转科室及时间安排

轮转科室	门诊、急诊	病理室	病房	住院总医师
轮转时间(月)	5	1	6	12

三、培训内容与要求

轮转目的:高年住院医师培训阶段。要求在第一阶段培训的基础上,能熟悉、掌握眼科常见病和较复杂眼病的诊断；熟练显微手术操作并完成相应手术；在上级医师的指导下处理常见的手术并发症；能胜任门诊、急诊及病房的一般诊疗工作及院内会诊。轮转病理科要求熟悉病理片的常规制作，掌握眼球的正常组织解剖、常见眼病和肿瘤的病理特点。

具体要求：

（一）眼科检查

操作类别	要求例数	操作类别	要求例数
间接检眼镜检查	20	眼电生理检查	10
前房角镜	20	荧光素眼底血管造影	20
三面镜	20	斜视检查	20
眼超声检查 A/B/UBM	20	复视检查	20
视野	20	角膜曲率/角膜地形图	20

（二）技能操作

操作类别	要求例数	操作类别	要求例数
泪道冲洗/探通	10	睑腺炎切开引流	10
结膜下注射	10	显然验光	30
球旁/球后注射	20	自动验光	30
结膜、角膜浅层异物取出	10	视网膜检影验光	30
结膜囊/眼组织细菌培养	10	泪液分泌试验	30

（三）病房工作

同时负责 6~8 张床/人，6 个月共计 100~120 人次。6 个月担任手术助手 100 例以上。

（四）病种要求

病种	要求例数	病种	要求例数
眼睑肿物	10	先天性青光眼	5
泪道阻塞	10	Fuchs 异色性虹膜睫状体炎	5
泡性角结膜炎	10	葡萄膜先天性异常	5
各种类型角膜炎	10	视网膜动脉阻塞	5
先天性白内障	10	视网膜静脉阻塞	10
并发性白内障	10	糖尿病视网膜病变	10
晶状体脱位	5	高血压视网膜病变	10
玻璃体后脱离	10	中心性浆液性脉络膜视网膜病变	10
继发性青光眼	10	近视性黄斑变性	5

病　种	要求例数	病　种	要求例数
黄斑囊样水肿	5	眼球内异物	2
黄斑裂孔	5	眼化学伤	2
黄斑部视网膜前膜	5	干燥综合征	5
视网膜脱离	5	增生性玻璃体视网膜病变	5
球后视神经炎	5	正常眼压性青光眼	5
视乳头水肿	5	VKH病	5
缺血性视神经病变	5	Behcet病	5
屈光参差	10	视网膜静脉周围炎	5
低视力	10	老年性黄斑变性	5
非共同性斜视	5	视网膜母细胞瘤	2
眶蜂窝织炎	2	脉络膜黑色素瘤	2
眼球破裂伤	2	眼球突出	2
眼球穿通伤	2	早产儿视网膜病变	2

（五）手术要求

手术类别	主刀例数	助手例数	手术类别	主刀例数	助手例数
睑板腺囊肿切除术	10	10	眼球摘除术	2	5
翼状胬肉切除术	5	10	手术虹膜切除术	2	5
睑内外翻矫正术	5	10	小梁切除术	2	10
眼睑小肿物切除术	5	10	白内障摘除术	5	30
泪道手术	5	10	人工晶状体植入术	10	30
睫状体冷冻/光凝术	2	5	义眼台植入术	2	5
斜视矫正术	2	5	角膜移植术	0	5
角膜穿通伤缝合术	2	5	简单视网膜复位术	3	5
前房穿刺术	5	10	前部玻璃体切除术	2	5
			标准三切口玻璃体切除术	0	10

四、住院总医师要求

住院总医师工作12个月，完成住院总医师培训，进一步巩固第四年病种要求和操作技能。

1. 全面掌握眼前节和眼后节检查技能及特殊检查判读：①视觉电生理；②自动验光仪、散瞳验光；③角膜曲率计、像差仪；④角膜地形图、UBM、OCT、HRT；⑤自动视野计。

2. 指导低年住院医师处理眼科急诊（例如，视网膜中央动脉阻塞、化学性伤、急性闭角型青光眼、眼内炎）。

3. 协助病房组长的行政管理，完成病房应完成的各项指标，安排值班和手术工作。当主治医师或组长不在时，全权代理主治医师执行医疗及行政工作。

4. 掌握对青光眼（例如，复杂或原发性和继发性开角型及闭角型青光眼术后）、角膜（例如，罕见类型的感染性角膜炎）、眼科整形手术（例如，少见、复杂的眼睑损伤，复杂或术后复发性上睑下垂）、视网膜（例如，复杂的视网膜脱离、牵拉性网脱、重度增殖性糖尿病视网膜病变、增殖性玻璃体视网膜病变）和神经眼科学（例如，罕见的视神经病、核上性麻痹、视野缺损）等亚专业中关键的检查技术以及复杂但常见的手术问题的处理。

5. 实施常见的眼前节手术（例如，白内障摘除、小梁切除术、周边虹膜切除术）及并发症处理。

6. 如果可能，认识、评估并治疗主要的遗传性眼病（例如，神经纤维瘤病Ⅰ型、结节性硬化症、von Hippel-Lindau病、视网膜母细胞瘤、视网膜色素变性、黄斑营养不良）。

7. 认识少见但典型的眼科组织病理学表现。

五、参考书刊

刘家琦，李凤鸣. 实用眼科学. 第二版. 北京：人民卫生出版社，2000

杨钧. 现代眼科手册. 第二版. 北京：人民卫生出版社，1996

阅读 General Ophthalmology 最新版和眼科专业书刊，阅读外文文献。

耳鼻咽喉头颈外科培训细则

耳鼻咽喉头颈外科学是一门防治耳、鼻、咽、喉、气管、食管诸器官和头颈部疾病的专门学科,其范围包括上述器官疾病的基础和临床研究,并以现代科学技术研究听觉、平衡、发音及言语、呼吸和吞咽等功能和病理现象。本学科所涉及器官和组织,不仅其自身之间在解剖、生理诸方面联系密切,而且与全身多系统的解剖、生理及病理等密切相关。本学科下设耳科、鼻科、咽喉及头颈外科等亚专业。

耳鼻咽喉头颈外科学专业住院医师培训分为两个阶段,第一阶段为普通耳鼻咽喉头颈外科学专科医师培训阶段,培训时间为3年,通过培训并考试合格者方可进入耳鼻咽喉头颈外科学第二阶段培训,培训时间为2年(第4~5年),通过培训并考试合格者方可有资质申请主治医师。

第二阶段(第4~5年)

一、培训目标

通过耳鼻咽喉头颈外科第二阶段住院医师培训,受训者达到耳鼻咽喉头颈外科学专科准主治医师水平,已经基本具有耳鼻咽喉头颈外科学医疗活动的能力,掌握本专业的基础理论知识、临床诊断、治疗方法和有关操作技能,并熟悉相关临床学科中与本专业有关疾病的诊断要点和处理原理,掌握耳鼻咽喉头颈外科常见手术操作,具有初级教学及科研能力。

二、培训方法

在第一阶段培训的基础上,熟练掌握本科常见病和急症的诊断和处理;熟悉本科较复杂疾病的诊断和处理;了解教学、临床科研方法。

三、轮转科室及时间安排

轮转科室	病房	门诊	住院总医师
轮转时间(月)	6~8	4~6	12

四、培训内容与要求

(一) 本专业（12 个月）

进一步掌握本专业基本理论。

继续参加门诊、急诊、病房工作，并在上级医师指导下参加急诊工作。

进行颞骨解剖、头颈解剖各 2 周的训练。

1. 临床技能

(1) 熟悉本科较复杂疾病的诊断、鉴别诊断及处理方法；
(2) 掌握常用手术的适应证、术前准备，并能处理有关术后并发症；
(3) 能阅读耳鼻咽喉头颈影像片（X 线、CT、MRI）。

2. 手术操作

	手术名称	例数	备注
担任术者	气管切开术	10 例	
	鼻内镜下鼻甲、鼻中隔、上颌窦、筛窦手术	20～30 例	
	支撑喉镜下声带息肉摘除术	5 例	
参加下列手术	额窦手术		第二阶段参加手术总例数不少于 200 例
	喉外伤手术		
	耳鼻咽喉肿瘤手术		
	单纯乳突切除术		
	鼻窦、喉、中耳显微手术		
	支气管镜检查及异物取出术		
	食管异物取出术		

(二) 住院总医师（12 个月）

主要职能：

(1) 在主治医师指导下全面负责病房的医疗及管理工作，指导及帮助下级医师临床工作，协助上级医师帮助护士耳鼻咽喉业务学习。

(2) 对病房病人提出诊断及处理意见，及时向上级医师反映情况。安排手术并负责检查下级医师完成工作情况。

(3) 指导下级医师完成一般手术及急诊处理。

(4) 负责院内其他科的会诊安排，在上级医生指导下参加会诊工作。

(5) 协助上级医师负责教学实习及专业实习医师培训工作，进行住院医师查房和讲课，培养教学能力。

(6) 能够独立完成鼻中隔纠正术、筛窦开放术和支撑喉镜下声带息肉切除术。

五、科研工作

1. 初步掌握临床科研方法并紧密结合临床实践，写出有一定水平的文献综述或学术论文1篇。
2. 能比较顺利阅读专业外文书刊，阅读文献并做出文摘5篇。

六、参考书刊

《实用耳鼻咽喉科学（第二版）》，国内、外耳鼻咽喉科期刊、杂志。

皮肤病性病科培训细则

皮肤病性病科学是一门内容涉及广泛的临床学科。专业内容包括皮肤病学、性病学、麻风病学、皮肤外科学、皮肤美容学等。近年来,一些与之相关的基础学科、边缘学科,如病理学、免疫学、遗传学、医学微生物学及分子生物学等的飞速发展,对皮肤病性病科临床医师提出了越来越高的要求。皮肤病性病科与其他临床各学科既有密切联系,又有其自身特点。如系统性红斑狼疮既可以有皮肤表现,又常伴有多脏器、多系统的受累,几乎与临床各学科相关;性病的诊治则要求临床医师掌握一定的妇科与泌尿外科的专业知识。

皮肤病性病科住院医师培训第一阶段为期3年,第二阶段2年。在第二阶段的培训中,在进一步加强基础理论和基本操作培训的基础上,着重培养临床分析和解决问题的能力,培养出能独立进行临床工作的合格医生。

第二阶段(第4~5年)

一、培训目标

通过系统培养,使受训者掌握皮肤病性病学的基本理论、基本知识与基本技能。在临床实践中加强思维分析和解决问题能力的训练,熟练临床技能,达到具有独立从事临床工作的能力。了解一些临床研究的方法。具备初步指导下级医生的能力。

二、培训方法

1. 理论学习:讲课、讨论、学术交流等。
2. 临床实践:在上级医生指导下门诊、病房、病例讨论等。
3. 临床操作:皮肤病理读片、手术、菌种鉴定等。

三、培训内容与要求

本阶段继续进行门诊、病房培训工作。通过更多地学习和实践积累,达到低年主治医师水平。根据科室和医生特点,适当参加部分专业门诊和实验室工作。为今后专业发展奠定初步基础。

1. 本阶段对理论知识与技能的要求

(1)进一步提高临床工作能力,正确熟练掌握皮肤病与性病学科常见病与多发病的诊断、鉴别诊断及治疗。独立诊治本科部分少见病、危重病和疑难病。

（2）进一步深入学习皮肤病与性病学科基础理论，掌握有病理诊断价值的皮肤病病理特点及其与临床的关系，掌握常见致病真菌的实验室检查及皮肤科常用免疫学检查方法。

（3）承担相应的专业门诊，并能做好病人的随访、记录工作。

（4）担任住院总医师6个月，能完成相应的医疗及医疗行政管理工作。

（5）组织科内疑难病例会诊及科查房，能提出正确的诊治见解。

2. 专业课训练安排和要求

（1）理论知识和技能要求：

①门诊工作：要求在完成第一阶段训练的基础上进一步提高对本学科临床疾病的诊断、鉴别诊断及治疗水平。能精确、熟练处理常见病，并能独立处理一些少见病及疑难病，如遗传性皮肤病、皮肤肿瘤（包括淋巴瘤）、血管炎、结缔组织病等，同时继续加强专业门诊工作。

②急诊工作：继续承担急诊值班工作。熟练掌握皮肤病与性病急症的诊治及抢救措施，能指导下级医师处理急诊工作，并承担急诊会诊工作。

③积极参与并组织科疑难病例会诊及科查房，要求结合国内外动态主讲相应专题1～2次，在讨论中能提出自己的见解。每月坚持英语查房（书写英语病历）。

④进一步熟练掌握皮肤病与性病科常用药的药理作用、剂量、用法、适应证、禁忌证和不良反应，了解皮肤病与性病治疗方面新进展。

（2）工作量：门诊共计1年，其中包括参加急诊及专业门诊工作，每月诊治病人500～600人次，值急诊班2～3次/月。

3. 住院总医师训练

（1）要求在病房工作中担任住院总医师6个月，做到能协助主治医师指导下级医师、进修医师工作，能承担院内科际会诊工作。

注重提高对本科住院病人中重症和疑难病症的诊断治疗能力，不断积累临床经验，达到熟练掌握对重症药疹、大疱病、结缔组织病，特殊型银屑病、红皮症、血管炎及皮肤肿瘤（包括淋巴瘤）等疾病的诊断处理要领，并能基本独立处理内科系统一般紧急情况。参与医疗管理工作，培养具备一定预防和处理医疗纠纷的能力。

（2）工作职责：

①在科主任、主治医师领导下全面负责病房和医疗管理工作；

②协助主治医师指导下级医师及进修医师的日常医疗工作；

③负责组织疑难、危重病人的会诊抢救及治疗工作；

④组织出院及死亡病例讨论，负责医疗差错事故登记，出入院登记等统计总结工作。

四、参考书刊

赵辨主编. 临床皮肤病学. 第3版. 南京：江苏科技出版社，2001

杨国亮，王侠生主编. 现代皮肤病学. 第3版. 上海：上海医科大学出版社，1995

James WD, eds. Andrew's Diseases of the Skin. 10th ed. Philadelphia: WB Sanders, 2006

临床皮肤科杂志

中华皮肤科杂志

中国皮肤性病学杂志

Journal of the American Academy of Dermatology

Archives of Dermatology

Journal of Investigative Dermatology

神经内科培训细则

神经内科为二级学科，临床医师的工作主要和神经内科疾病诊断和治疗有关，在诊断方面主要涉及神经影像学、脑电图、肌电图、血管超声、神经病理、神经生化、神经免疫以及神经遗传学检查。在治疗方面主要涉及心理学和疾病的预防、对症治疗以及病因学治疗。此外，神经内科还和其他学科有着广泛的联系，神经内科疾病常常伴随神经外科、心脏内科、呼吸内科、风湿免疫科、眼科等学科的疾病。

住院医师第二阶段的学习是在第一阶段神经内科以及相关学科学习的基础上对所学知识加以巩固的阶段，现以卫生部《神经内科专科医师培养标准细则》为依据，在北京市卫生局《北京市神经内科住院医师规范化培训》的基础上，制订适合北京大学医学部的神经内科医师第二阶段培训细则，促进北京大学各附属医院和教学医院神经内科医师培训的管理规范化，培养具有扎实理论基础、基本技术和较强临床能力的神经内科专科医师。

一、培训目标

1. 临床方面：达到神经内科主治医师水平，具有一定的病房管理经验，具有正确处理神经内科常见疾病的能力。
2. 教学方面：具有带领大学生实习、给低年住院医师和进修医师进行讲课的能力。
3. 科研方面：能够进行临床科研工作，撰写 2 篇以上临床科研论著（不包括毕业论文内容）。

二、培训方法

神经内科专科医师培训第二阶段主要在神经内科进行，继续巩固第一阶段掌握的理论知识和临床实践经验。承担大学生、进修医师以及低年住院医师的教学任务和住院总医师的工作。理论培训内容为自学与授课两种形式相结合，以自学为主，受培训者的授课内容采取学分制记录。能够经常阅读中、外文专业期刊，参加北京市年会和全市临床病例讨论会。

三、轮转科室及时间安排

轮转科室	门诊和急诊	EMG、EEG 或 TCD	病房	住院总医师
时间（月）	6~8	3~4	8~12	6~8

注：每个项目的总和时间不少于 24 个月。教学穿插在其他时间段内。

四、培训内容与要求

(一) 教学工作

给低年住院医师和进修医师讲课。所用时间重叠在其他工作时间内。需要讲解的内容见下表。

病种	学时 (≥)	病种	学时 (≥)
神经系统检查方法	8	锥体外系示教和讨论	4
病历书写格式	8	脊髓疾病示教和讨论	4
脑梗死患者检查和病历书写	4	中枢神经系统脱髓鞘示教和讨论	4
脑出血示教	4	癫痫示教和讨论	4
蛛网膜下腔出血示教和讨论	2	周围神经病示教和讨论	4
血管介入以及康复示教和讨论	4	肌营养不良示教和讨论	4
痴呆示教和讨论	4		

(二) 门诊和急诊

1. 要求掌握神经科门诊常见病的诊断和处理。
2. 在急诊期间，较熟练诊断神经科常见的急诊病例，并能指导进修医师和低年住院医师诊断和处理。在急诊期间要求带领低年医师对急诊留观病人进行巡视并提出处理意见。
3. 病种及例数要求：

门诊/急诊病种	例数 (≥)	门诊/急诊病种	例数 (≥)
脑卒中	30～50	重症肌无力	3～8
癫痫	6～12	周围神经病	10～20
神经机能病	20～30	骨骼肌疾病	6～12
痴呆	6～12	脊髓压迫症	2～4
眩晕	20～40	锥体外系疾病	10～20
头痛	20～40	脑炎	2～4
昏迷	6～10	多发性硬化	2～4

(三) 病房住院医师

能熟练处理神经系统常见疾病，对一些较疑难的病例也应结合文献资料提出诊断意见。尤其是其他各科合并的神经系统并发症，肾病、肝病、血液病、代谢病、呼吸系统疾病、心血管病等的神经系统并发症的诊断和处理。熟练掌握人工呼吸器的应用，气管切开的适应证及护理。

1. 住院期间管理的疾病种类和例数要求

病种	例数（≥）	病种	例数（≥）
脑卒中合并心肺疾病	10～15	多发性硬化	3
脑卒中合并糖尿病	8	糖尿病周围神经病	14
蛛网膜下腔出血	1～3	急性炎性神经病	4
血管性痴呆	5	慢性炎性神经病	4
阿尔茨海默病	3	神经系统肿瘤	1～2
锥体外系疾病	4	肌营养不良	3
脊髓病变	2	周期性瘫痪	2
脑炎和脑膜炎	4	重症肌无力	4
运动神经元病	4	多发性肌炎	2
癫痫	6	代谢性肌肉病	1
眩晕	4～6		

2. 技术操作：应指导下级医师进行腰椎穿刺，能够熟练阅读肌电图和脑电图，熟练阅读头颅 CT、MRI 以及脑血管造影。

名称	数量（≥）	名称	数量（≥）
腰椎穿刺术	5～10	头颅 CT 阅片	20～30
肌电图阅读	10～20	头颅和脊柱 MRI 阅片	30～40
脑电图阅读	10～20	脑血管造影阅片	5～10

（四）住院总医师

要求：协助主治医师做好病房管理工作，保证病房的周转率和使用率。配合护士长做好病房管理，协调医护关系。

工作职责包括：

1. 对每例新入院病人亲自指导住院医师、进修医师、实习医师做出诊断和处理方案。

2. 参加住院危重患者的抢救工作。

3. 督促主管医师当天完成病历书写。

4. 及时参加院内神经内科相关的急诊会诊。

其工作完成的评估由病房护士长、主治医师以及住院医师共同做出。

五、参考书刊

Cecil's Textbook of Medicine. Philadelphia：Saunders

Merritt's Textbook of Neurology. Philadelphia：Williams and Wilkins

急诊科培训细则

急诊医学是一门新兴的临床医学学科，是临床危重急症识别救治的第一个环节。急诊科医师应具备特有的临床思维方式、知识体系和临床技能。急诊科医师的主要工作内容是各临床学科急危重症的快速诊断、有效抢救与合理转归。急诊临床工作是时间依赖性的，强调第一时间对患者病情识别的准确性与抢救成功率。因此在住院医师的培训中，要着重培养其在最短的时间内综合利用各种临床信息得出结论，并能正确处置的能力。基本教学意识和能力、基本临床科研思路与方法的培养，组织管理能力，以及与各级医院间、与院前急救、与院内各科室间、与家属之间等的沟通合作能力的培养均是必需的。

第二阶段（第4~5年）

一、培训目标

第二阶段包括普通外科/创伤外科的进一步培训，完成医学影像专业内容的基本训练。第二阶段重点完成急诊科住院总医师的系统训练，实行24小时值（倒）班制度，以急诊抢救室、监护室为主要训练场所。重点培养急诊住院总医师对各专业、系统常见急重症的首诊判断能力、给予紧急处理的原则与要点，并能保持与后方专业医师进一步治疗的序贯性。均以最大可能地维持生命体征、最大限度地保护重要脏器功能的能力为培训精髓。学习急诊与危重病学科的专著，熟练掌握重点病的理论与诊疗技术。安排、带教实习医师与进修医师。能组织科内业务学习、协助把关病历质量。要提供急诊住院总医师较多的与行政处室、各专业科室、辅助科室以及病患家属等接触的机会，强化提高其交流、协调、斡旋的能力。机动时间可以深入加强急诊科的训练，也可进行其他相关专业的培训，培训原则是掌握其各自常见急症的急诊诊治常规。

二、培训方法

通过直接排入临床运行班次管理病人、参加三级查房、会诊工作等培养其临床工作能力；通过集中授课、规定阅读与交流、教学查房和安排参加学术会议和讲座等进行理论知识和学科进展的培训；通过观摩、模拟练习、上级医师指导下操作等步骤培养其专业技术操作能力；通过模拟教学体验、组织科内病例分析、小型讲课等形式培养其带教意识与能力；规定阅读文献量、有书写相关领域综述和完成病例报道的要求，在科室的临床科研课题中担任小角色，培养基本临床科研能力和临床科研意识。

三、轮转科室及时间安排

轮转科室	普通外科/急诊外科	影像医学	急诊医学	机动*
时间（月）	3	3	12	6

* 机动时间：根据各医院情况可选择轮转其他相关科室或专科医院，如，神经外科、心胸外科、院前急救、北医六院（精神卫生研究所）、解放军307医院中毒中心等。也可安排部分时间（不超过3个月）在急诊科内培训。

四、培训内容与要求

（一）急诊医学专业

进一步掌握常见危重急症的抢救原则，包括：呼吸心跳停止、各种休克、急性心力衰竭、呼吸衰竭、大出血、急性肾衰竭、DIC、急性中毒及药物过量急救；各种病症危象（如甲亢危象）；严重感染，严重多发创伤，严重酸碱、水电解质紊乱及代谢障碍；急性意识障碍、急性脑血管病、急性脑水肿、重症肌无力危象等。能够迅速识别、正确处理上述病症。

进一步深刻理解"先救命，后辨病"的急救原则，急诊医师要始终把"生命体征"概念放在首位，培训期间不断实践并强化该原则。危重病情判定是急诊医师必须具备的能力，第二阶段培训期间要求能够基本准确判定患者的转归：抢救、监护、临留、住院、留观、转院或返家。

进一步培养一种全面、均衡、动态地观察急危重症患者的能力，能及时识别病情变化、迅速作出判断并给予应急处理。熟悉危重症的先兆或其不典型表现，熟悉老年病人的特殊表现（尤其不典型表现），熟悉特殊病人群（如糖尿病病人）的特殊表现，目的是从大量急诊就诊、留观病人中识别危重病人，防止误诊、漏诊。

进一步熟练使用急诊各种抢救与监护设备。熟练掌握急诊常用技能，包括心肺复苏、电转复、人工气道建立、呼吸机的应用、中心静脉置管、床边肾替代治疗技术等。

经过第二阶段培训的住院医师应能够更加准确、及时、独立地识别、评价、处理、诊断常见急症，熟练应用技能技巧并合理安全分流急诊患者。列表中病种、操作和例数仅作为基本要求，同时方便行政考核和评价，但急诊科住院医师的培训内容不局限于此列表，尤其各种临床能力的培养来源于科学延续的完整过程和每一个教育、训练细节。

急诊专业要求掌握内容	例数	急诊专业要求了解内容	例数
发热	15	少见急诊症状	5
胸痛	10	少见中毒	3
腹痛	10	结核病	3
呼吸困难	10	急诊常见传染病	5
意识障碍	10	结缔组织病常见急症	5
各型休克	8	免疫缺陷宿主常见急症	3
常见中毒	5	群体伤、集体中毒、灾害	了解

续表

急诊专业要求掌握内容	例数	急诊专业要求了解内容	例数
不同脏器功能衰竭	10	持续性肾替代治疗（CRRT）	5
多器官功能衰竭（MODS）	5	抗菌药物急诊应用	15
气道建立与维护	10		
机械通气	10		

（二）普通外科/急诊外科专业（普通外科1个月＋急诊外科2个月）

参加急诊外科的值班培训。进一步掌握急腹症、腹部闭合性创伤与其他外科急症的诊治，比如泌尿外科急诊。掌握严重（复合）外伤的生命支持与抢救步骤，明确普通外科值班医师在累及多系统、跨专业复合外伤（如车祸、坠楼等）中的首诊负责的重要地位，并要对该患者群的生命体征负责。掌握外科感染性疾病、外科休克（低血容量性、感染中毒性等）的诊断、鉴别与初步处理。掌握常见普通外科急症急诊手术的适应证，掌握非手术急症的急诊留观指征、动态观察要点、处理原则。掌握寻求后方外科专业医师帮助的适应证与时机，并及时完成手术病例的术前准备，保证治疗的连续性。

普通外科/创伤外科专业要求掌握内容	例数	普通外科/创伤外科专业要求了解内容	例数
复合伤的急诊处理	2	外科感染的抗生素使用	5
创伤性休克的救治原则	2	急性尿潴留和急诊导尿	2
急腹症的识别和处理	5	肾绞痛、泌尿系结石诊断和急诊处理	3
急诊手术术前准备和谈话	3	腹部闭合性损伤的临床判断	1

（三）影像医学科（放射科＋超声室）

重点掌握各种不同检查方法（包括X线照相、各种造影、超声、CT平扫与增强及MRI）的适应证和禁忌证，掌握不同急症的选择方法与原则。了解胸部、骨关节系统常见病及急腹症的有关X线诊断。了解头颅、胸、腹部常见病的CT诊断与读片。了解常见危重病（如主动脉夹层、脊髓损伤等）的MRI表现。

B超：了解超声波诊断的基本原理和方法、急诊超声适应证。了解急重症的超声图像识别，尤其在急腹症诊断与鉴别诊断中的应用。能够辨别心脏四腔大小、瓣膜与心包腔情况、室壁运动规律，心功能的大致测定。

影像科重点要求能正确、合理地选择检查适应证并开申请单，能够读片识别严重、明显病变，能正确理解报告。

影像医学专业要求掌握内容	例数	影像医学专业要求了解内容	例数
胸部X线平片阅读	5	消化道造影片阅读	2
胸部CT片阅读	3	颈椎、脊柱X线片阅读	2
腹部CT片阅读	3	腹部B超典型图像识别	5
头颅CT片阅读	3	MRI检查适应证	3
肢体骨折X线片阅读	3		

(四）院前急救（北京市急救中心120）

熟悉院前急救的工作性质、范畴、方法。掌握常见院前急重症的初步判断与最初处理，包括猝死、卒中、急性心肌梗死（AMI）及其并发症、急性左心衰竭、窒息与呼吸衰竭、消化道大出血及各种昏迷等。巩固基础生命支持（BLS）、高级生命支持（ALS）技术。熟悉急救车常备设备与药品。了解院前气道保护技术。

了解创伤与突发灾难的基本概念与救治原则。尤其了解交通事故及坠落所致创伤的病情判断与处理步骤。了解现场及时救助程序，颈椎、脊柱、骨盆损伤等病员搬运技巧、转运手段与途径。

（五）神经外科专业（病房、急诊）

掌握颅脑外伤的急诊处理原则。掌握一般头皮裂伤的清创缝合原则。掌握颅内压升高的临床诊断及初步处理原则。掌握蛛网膜下腔出血的诊断和急诊处理。了解神经外科急诊常用检查方法。了解开颅术、脑室穿刺术和减压术等的适应证。

神经外科专业要求掌握内容	例数	神经外科专业要求了解内容	例数
头皮裂伤清创缝合	3	颅骨骨折、颅内血肿的X线和CT检查	共4
严重颅脑外伤急诊救治流程	1	颅骨骨折手术适应证	1
颅内压升高的诊断和处理	2	急诊开颅手术适应证	1
蛛网膜下腔出血的诊断和急诊处理	1	脑室穿刺、颅内血肿穿刺减压术适应证	1

（六）心胸外科（病房）

掌握常见胸部外伤的处理原则，重点掌握外伤性血气胸、食管破裂、食管气管瘘、主动脉夹层动脉瘤破裂的诊断与急诊处理。掌握胸腔穿刺术、胸腔闭式引流术。了解心胸外科常见急诊疾病的诊断与处理原则。了解胸腔生理学，肺、食管、心脏、纵隔的外科解剖学。了解开胸术。

心胸外科专业要求掌握内容	例数	心胸外科专业要求了解内容	例数
血、气胸诊断和急诊处理	2	主动脉夹层的手术适应证	1
肋骨骨折的急诊处理	2	急诊开胸心脏按压术	了解
肺挫伤的处理原则	1	急性心脏压塞的诊治	了解
胸腔闭式引流术	2	胸腹联合伤	了解

（七）精神/心理专业（北医精研所）

初步了解精神/心理疾患的大体分类、识别与诊断；大概了解经常以躯体症状和主诉首诊综合医院急诊科的常见精神/心理疾病；了解常见精神系统疾病急性发作的处理原则，常用药物的分类、适应证、使用方法、可能副反应及其处理。药物依赖的诊断与初步处理。掌握吸食毒品者过量/戒断的临床诊断与处理原则。掌握纳洛酮的应用。了解特殊药品的检测。掌握精神病人转院适应证、时机、途径及安全措施。

（八）中毒学（解放军 307 医院中毒中心）

了解常见急性中毒的毒物学、毒理学，掌握其诊断、鉴别诊断和处理方法。了解常见药物中毒的特殊检测及结果判断。重点掌握有机磷农药中毒，苯二氮䓬类及其他镇静、催眠及抗惊厥药物中毒的诊治。掌握阿片类药物中毒的诊治。掌握洗胃常用液体及洗胃术。

中毒学专业要求掌握内容	例数	中毒学专业要求了解内容	例数
常见中毒分类和特效解毒剂	5	毒物药检与结果判断	5
有机磷农药中毒	3	阿片类药物过量	2
苯二氮䓬类药物中毒	2	毒鼠强中毒	1
洗胃指征、时机和液体	3	百草枯中毒	1

五、其他要求

（一）科研能力

每3个月写一份读书报告，并作交流、讨论。每6个月写一篇病例报告。第二阶段结束前要求正式期刊发表一篇文章，可以是论著、临床研究或病例报道或综述。

（二）教学能力

带教急诊科住院医师、各科轮转医师、进修医师、实习医师。主要内容是急诊症状学、常见急症的诊治思维、急救基本技能、急诊工作规范和流程培训等。每位住院总医师确立1~2个讲课题目，至少每学期科内讲大课一次。

六、参考书刊

危重急症的诊断与治疗. 北京：中国科学技术出版社
邵孝共. 现代急诊医学. 北京：北京医科大学、协和医科大学联合出版社，1997
John Marx，eds. Rosen's Emergency Medicine. 7th ed. Philadelphia：Mosby，2010
沈洪. 急诊医学. 北京：人民卫生出版社，2008
中国危重病急救医学杂志，中华急诊医学杂志，中国急救医学杂志，及相关专业杂志。American Journal of Emergency Medicine，American Journal of Respiratory and Critical Care Medicine.

附：八年制博士/外校硕士毕业生参加第一阶段考核前补转内容

急诊医学	心内科	呼吸内科	普外/创伤
6	2	2	2

注：共计12个月，具体要求参见第一阶段培训细则

综合医院口腔科培训细则

口腔医学是相对独立于临床医学的一门一级学科，是以维护、促进口腔健康以及防治口腔器官和口颌系统（包括牙及牙周组织、牙槽骨、唇、颊、舌、腭、咽、面部软组织、颌面诸骨、颞下颌关节、涎腺和相关颈部组织等）疾病为主要内容。

口腔疾病综合诊治的范围包括牙体牙髓、牙周、儿童口腔、口腔黏膜、口腔颌面、口腔修复、口腔正畸，以及口腔急诊病症处置。综合医院口腔科住院医师培养是通过临床技能训练为主，结合理论知识学习，使受训者的基本理论、基本知识和基本技能进一步提高，从而可为口腔疾病患者提供跨越专业界限的综合性诊治服务和（或）实施口腔健康一、二、三级预防保健措施，同时为受训者进入亚专科的深入领域奠定基础。

第二阶段（第4~5年）

一、培训目标

通过理论学习和临床实践，进行口腔医学知识和临床技能的基础培养，提高培养对象对口腔各类常见疾病的认识，使之掌握口腔科常见疾病的诊治原则和操作技能，成为胜任综合医院口腔科临床工作的口腔医学专门人才，同时为其进一步进入亚专科领域打下基础。在培训过程中，受训者按期完成培训细则的要求，掌握相应技能和理论知识外，还要求注重对医德医风以及全面素质的培养，为成为医疗、教学、科研全面发展的人才打下良好的基础。

第二阶段以全面熟练掌握并综合运用各口腔专业知识与技能为目标，同时要了解并掌握新近出现的新技术、新疗法。

二、轮转科室及时间安排

科室	时间（月）	科室	时间（月）
口腔颌面外科专业	4	儿童口腔专业	3
口腔修复专业	4	口腔种植专业	3
牙体牙髓专业	4	口腔正畸专业	2
牙周黏膜专业	4		

三、培训内容与要求

1. 口腔颌面外科专业

掌握口腔常用药的使用方法。了解并掌握种植基本操作流程，了解并熟练掌握电刀、激光的适应证以及使用方法。完全掌握牙槽外科的各种手术技巧。初步掌握颞颌关节疾病的基本治疗方法。

参与种植2～5例，唇黏膜活检5例。参加病房轮转的医师担任术者或第一助手≤20次，且能参与颌下腺摘除、完成颌骨囊肿摘除术。

2. 牙体牙髓专业

熟练掌握现代根管治疗技术；牙体粘结修复术；牙体硬组织疾病的非手术治疗。了解并掌握牙慢性损伤的诊断和治疗；了解疑难根管的治疗流程。

镍钛器械根管预备50例，根管超声预备10例，取断针2例，根尖切除术2例。

3. 牙周黏膜专业

（1）熟练掌握牙周基本治疗技术，洁治30例，深刮10例，牙龈翻瓣术3例，冠延长术3例。了解引导组织再生术、植骨术和膜龈手术的适应证和基本流程。

（2）能够对口腔黏膜病中的复发性口腔溃疡、疱疹、白色念珠菌感染、白斑、扁平苔藓、干燥综合征和药物性口炎进行诊断和相应治疗。

4. 儿童口腔

掌握儿科牙外伤的应急处理原则。掌握并了解根尖诱导成形术、间隙保持器的适应证、时机和方法，了解儿童咬合诱导的意义和方法。年轻恒压根尖诱导2例，年轻恒牙根管治疗2例，外伤3例。

5. 修复专业

了解并掌握全可调式合架的使用方法。了解并掌握咬合关系紊乱患者的修复方法以及精密附着体义齿的适应证和使用方法。

总义齿5例、咬合重建患者1例、附着体义齿3例。

6. 口腔正畸科专业

掌握口腔正畸基本概念，正畸治疗的适应证、治疗时机；了解正畸治疗的常用矫治器和矫治方法。

四、其他要求

1. 在第二阶段要求在核心期刊上正式发表文章至少1篇。
2. 要全面参加教学工作，独立主讲小课，指导实习。

五、参考书目

John I. Ingle, eds. Ingle's Endodontics. 6th ed. Ontario：B. C. Decker，2008

中华医学会编著. 临床技术操作规范：口腔医学分册. 北京：人民军医出版社，2004

曾祥龙. 口腔正畸直丝弓矫治技术. 北京：中国科学技术出版社，1994

张震康、俞光岩. 实用口腔科学. 第3版. 北京：人民卫生出版社，2009

Stephen Cohen, Richard C. Burns. Pathways of the Pulp. Philadelphia：Mosby, 2001

Pitt Ford TR, eds. Endodontics：Problem-Solving in Clinical Practice. London：Informa Healthcare, 2002

Robert J. Genco, Henry M. Goldman, D. Walter Cohen. Contemporary Periodontics. Philadelphia：Mosby, 1990

Carl E. Misch. Contemporary Implant Dentistry. 3rd ed. Philadelphia：Mosby, 2007

六、考核

第二阶段考核包括笔试与面试两部分。笔试内容包括专业理论以及外语，面试内容包括实际操作及病例汇报。其中病例汇报要求至少2~3例，取自日常临床工作，至少涉及四个专业以上，展示内容必须包括术前口腔全面详细检查记录、影像资料（包括标准口腔彩色照片、曲面断层片、牙片及其他）、诊断与治疗过程、治疗结果展示（彩色照片、X线片），以及可能的复诊追踪情况。

精神科培训细则

精神病学是临床医学二级学科，研究精神障碍的病因与发病机制，处理精神障碍的临床诊断、治疗、预防与康复问题，并涉及精神卫生服务与研究的各个方面。精神病学与临床心理学、神经病学的关系密切，与其他临床学科也有广泛联系，如精神因素影响躯体疾病的发生发展、治疗、预防的各个环节，综合医院的精神障碍十分常见。本学科包括老年精神病学、儿童精神病学、成瘾精神病学、司法精神病学、精神药理学、生物精神病学、联络会诊精神病学等亚专业。

精神科住院医师培养采用"3+2"模式。第一阶段3年，以培养精神科临床基础能力为主，通过国家医师资格考试和第一阶段考试合格者，方可进入第二阶段。第二阶段2年，以精神科亚专业培养为主，同时培养临床管理和组织能力。

第二阶段（第4~5年）

一、培训目标

通过2年的临床能力深入培养，在强化普通精神科临床常见疾病诊治能力的基础上，初步掌握精神科主要临床亚专业的基本知识和技能，以及临床主要应用的心理治疗的基本技术，精神科门诊、社区、联络会诊的相关工作；全面提高临床、科研、教学、管理的综合能力；达到独立从事精神科临床工作的基本要求。

二、培训方法

以老年精神科、儿童精神科、普通精神科、精神科门诊、精神科社区、联络会诊等相关科室轮转的方式，完成规定的临床技能培养指标和指定的自学内容。

三、轮转科室及时间安排

轮转科室	老年精神科病房	儿童精神科病房	病房机动（普通、康复等）	门诊（见习1个月）	兼住院总医师
时间（月）	6	6	6	6	12

四、培训内容与要求

(一) 老年精神科 (6个月)

1. 轮转目的

(1) 掌握：老年痴呆和老年抑郁的临床表现、诊断、治疗；

(2) 熟悉：老年期精神障碍常用的临床评估工具，其他常见的老年期精神障碍的临床表现、诊断、治疗。

2. 基本标准

(1) 学习病种及例数要求：管床数≥5张；学习病例总数≥10例，新收病人≥6例。

病 种	例数（管理/新收≥）
老年期痴呆（AD/VD）	3/2
老年期心境障碍	3/2
老年期其他精神障碍（含以上病种）	4/2

(2) 临床操作技术要求

操作技术名称	例次（≥）
MMSE	10
画钟测验	5
见习老年认知功能测验全套	2

(二) 儿童精神科 (6个月)

1. 轮转目的

(1) 掌握：儿童精神分裂症、心境障碍的临床表现、诊断、治疗；

(2) 熟悉：儿童情绪障碍、孤独症、ADHD的临床表现、诊断、治疗原则；与儿童患者及其家属进行临床晤谈的技巧。

2. 基本标准

(1) 学习病种及例数要求：管床数≥5张；学习病例总数≥15例，新收≥12例。

病 种	例数（管理/新收≥）
儿童精神分裂症	8/6
儿童心境障碍、情绪障碍	5/4
其他儿童精神障碍（含以上两类）	2/2

(2) 临床操作技术要求

操作技术名称	例次（≥）
和患儿家属沟通诊断和预后	10

(三) 普通精神科 (6 个月)

1. 轮转目的：深入提高临床常见精神障碍的处理能力，尤其是疑难病例的诊治能力。

2. 基本标准

管床数≥6 张；管理病人总数≥15 人次（≥3 个以上连续病程记录），其中新收病人 12 人次（入院志、首次病程记录、≥3 个以上连续病程记录）；完成 12 份大病历，当日完成首次病程记录，在规定时间内完成住院病历；甲级病历合格率 95% 以上，不允许丙级病历。

（1）学习病种及例数要求：学习病例总数≥15 例，新收≥12 例。尽可能收治疑难病例，具体病种不作规定。

（2）临床操作技术要求

操作技术名称	例次（≥）	操作技术名称	例次（≥）
系统的精神检查（包括不合作病人）	12	汉密尔顿焦虑量表检查	5
PANSS 量表或 BPRS 量表检查	10	其他量表	10
汉密尔顿抑郁量表检查	5	电休克实习（包括无抽搐电休克）	5

(四) 门诊 (1 个月见习＋5 个月门诊)

1. 轮转目的

（1）掌握：门诊工作流程，精神分裂症、心境障碍、神经症的门诊处理原则和方法。

（2）熟悉：门诊常见的其他精神障碍的处理原则和方法。

2. 基本标准

（1）普通专家门诊见习 1 周，普通门诊见习 1 周，心理治疗专家/专业门诊见习 2 周；见习期间每周工作≥8 个门诊单元，均要求有教师签字确认。

（2）门诊期间每周工作≥7 个单元，每个单元处理病人≥20 人次，其中初诊≥2 人次；初诊病人总数≥220 人次，病种不作具体规定。

（3）接受心理治疗全程督导学习≥2 例（有详细记录）。

(五) 住院总医师 (兼职)

1. 轮转目的：在完成轮转的同时兼职住院总医师工作，全面提高临床能力和临床管理与协调能力。

2. 基本标准：完成医院住院总医师岗位职责规定的任务，同时达到以下指标：

指标名称	例次(≥)	指标名称	例次(≥)
常规会诊	30	准备和组织全院培训(含急救培训≥3次)	5
准备和组织联络会诊科例会或病例讨论	5	负责小型读书报告会/讲座/交流活动	5
准备和组织全院病例讨论	5		
准备和组织门诊疑难病例会诊	5	检查住院病历	30

(六)其他要求

操作技术名称	≥	操作技术名称	≥
独立一线值班	2年	英译汉	3500字符/小时
本科生实习带教	10次	汉译英	500汉字/小时
带有临床病例报告的综述,或者论文	1篇		

熟悉精神科文献查阅方法并常规浏览3个以上重要的国内外精神科杂志。

及时了解精神病学最新理论和技术进展;了解精神分析的基本理论。

(七)指定阅读书目

沈渔邨主编最新版《精神病学》,ICD和DSM最新版;许又新著《精神病理学》;中华医学会精神科分会主编《中国精神障碍防治指南》,《曾文星心理治疗丛书》(北京大学医学出版社)

医学部长学制毕业生进入第一阶段第三年的培训细则

一、培训目标

长学制毕业生在读期间已经大部分完成住院医师第一阶段各科室轮转,可直接进入第三年的普通精神科培训。通过1年的继续培养,掌握临床精神病学的基础理论,获得精神科临床工作必需的基本知识和基本技能,具备处理相关躯体疾病的基本知识和能力,初步达到从事精神科临床工作的基本要求。

二、培训方法

轮转普通精神科重症病房、轻症或康复病房,完成规定的临床技能培养指标。

三、轮转科室及时间安排

轮转科室	普通精神科重症病房	普通精神科轻症或康复病房
月	6	6

四、培训内容与要求

1. 轮转目的

（1）掌握：临床精神病学基本理论和基本知识（重点是精神病理学），精神检查和病史采集的基本技能，临床沟通技巧的基本运用，精神障碍诊断与分析的基本思路及训练方法；精神科治疗的基本理论和知识（重点是药物治疗、支持性心理治疗和物理治疗）；精神分裂症和妄想性障碍、抑郁障碍、双相障碍、焦虑障碍（主要是恐惧症、焦虑症、强迫症）的临床表现、国际通用诊断标准、国内规范化治疗流程；规范的病历书写。

（2）熟悉：精神科临床量化评估技术的基本知识，临床常用的量化评估工具使用方法；心理治疗的基本原则，支持性心理治疗、行为治疗/认知治疗的临床运用。

2. 基本标准

（1）学习病种及例数要求：在轮转病房管床数≥6张；管理病人总数≥35人次（≥3个以上连续病程记录），其中新收病人30人次（入院志、首次病程记录、≥3个以上连续病程记录）；完成30份大病历，当日完成首次病程记录，在规定时间内完成住院病历；甲级病历合格率95%以上，不允许丙级病历。

病　种	例数（管理/新收≥）	病　种	例数（管理/新收≥）
精神分裂症及妄想性障碍	17/15	其他（物质依赖、器质性精神病及以上病种）	5/4
心境障碍	8/7		
神经症、应激相关障碍、心理生理障碍	5/4		

（2）临床操作技术要求

操作技术名称	例次（≥）	操作技术名称	例次（≥）
系统的精神检查（包括不合作病人）	30	CGI量表检查	5
PANSS量表或BPRS量表检查	15	Young躁狂量表	3
汉密尔顿抑郁量表检查	8	病房实习完整的心理治疗及记录	2
汉密尔顿焦虑量表检查	8	电休克实习（包括无抽搐电休克）	10
TESS量表检查	5		

3. 其他要求

操作技术名称	≥	操作技术名称	≥
独立一线值班	12 个月	参加读书报告会	3 次
协助实习带教	5 次	英译汉	每小时 3200 字符
协助组织全院病例讨论或大会诊	5 次		

4. 指定阅读专业参考书

沈渔邨主编最新版《精神病学》，ICD 和 DSM 最新版；许又新著《精神病理学》；中华医学会精神科分会主编《中国精神障碍防治指南》。

康复科培训细则

康复医学是一门以各种伤病引起的功能障碍为核心，通过康复评定和康复治疗，使患者的身体机能、日常生活能力和社会参与能力得以恢复、改善或补偿，从而提高生存质量的临床医学学科。

康复医学包括神经伤病康复、骨科伤病康复、心肺疾病康复及儿科疾病康复等亚专业，康复医学的基本内容有康复评定、康复预防及康复治疗，与其他临床医学学科关系密切，因此，康复医学专科医师必须通过5年规范化培训，兼备康复医学以及相关临床医学的理论知识和技术，经相关专业考试合格后方可获得康复医学专科医师资格。5年规范化培训分为包含前三年的第一阶段和后两年的第二阶段，只有完成第一阶段培训并考试合格者方可进入第二阶段培训。

第二阶段

一、培训目标

1. 具备扎实的康复医学的基本理论、基本知识和基本技能。
2. 能独立对本学科常见伤病及其功能障碍进行临床诊断、康复评定与制订治疗方案。
3. 系统了解本学科专业的历史、现状和进展，以及国内外学术研究前沿知识。
4. 对本学科的临床科学研究和教学以及康复科组织管理方式有较全面的了解。
5. 具备相关学科临床医学诊疗的基本知识和基本技能。

二、培训方法

第二阶段规范化培训在康复科进行，主要从事本专业康复临床工作。

三、轮转科室及时间安排

科别	康复科病房	康复科门诊	机动
月	16	4	4

注：机动4个月主要根据各个医院特色补充相关内容或进行科研工作

四、培训内容与要求

(一)康复科病房(16个月)

在康复科病房期间完成高年住院医师工作,书写病历 40 份,主持康复评定会 50 次,担任住院总医师工作至少 8 个月。

住院总医师职责:

1. 在主任医师、主治医师的指导下,独立进行康复医学常见病的临床诊断、康复评定与康复治疗方案的制定。要求的病种、康复医疗知识与技术、专业知识学习等见表 1~表 3。
2. 参与疑难病、重症疾病的处理。
3. 指导和管理下级医师及技师的医疗工作,担任康复病房的组织管理工作,安排病人入院、出院,主持康复评定会,协助主治医师完成排班工作。
4. 协助主任医师、主治医师完成一级病历质量控制。
5. 在主任医师、主治医师的指导下,担任各病房康复医学会诊工作。
6. 参与医院医疗行政管理组织的各项工作,如:参加医疗周会。
7. 参与或担任助教工作。
8. 结合临床参与科研 1 项,至少发表论文 1 篇。

表 1 第二阶段住院医师培训疾病种类要求

疾病种类	要求掌握病种	要求了解病种	备注
神经系统疾病	脑卒中、脊髓损伤、周围神经损伤	脑外伤、小儿脑瘫、帕金森病、脊髓炎、神经痛、急性炎症性脱髓鞘性多发性神经根炎、神经官能症、阿尔茨海默病等	
骨关节疾病	四肢骨折、颈椎病、肩关节周围炎、腰椎间盘突出症、骨关节病、髋膝关节置换术后、软组织急慢性损伤	脊椎及骨盆骨折、手外伤、截肢术后、骨质疏松症等	
内科疾病	高血压病、冠心病(含心肌梗死)及心脏术后、慢性阻塞性肺疾病、糖尿病及其并发症(周围神经病变、糖尿病足等)	肥胖症、类风湿关节炎、强制性脊柱炎等	
其他疾病	皮肤及皮下软组织感染、胸腔腹腔盆腔炎症、术后伤口感染、慢性溃疡或压疮	伤口愈合不良、瘢痕等	

表2 第二阶段住院医师培训操作要求

知识与技能	内容	要求
理论知识	增强肌力的机制、痉挛的治疗方法、正常步态知识与分析及对临床的指导意义、导尿的注意事项及膀胱训练方法、脊髓损伤程度分级及预后判断、周围神经损伤分类、语言障碍分类、有氧运动机制、脑的可塑性及促进因素、骨折愈合分期及康复治疗原则、关节置换术后康复、脑瘫的基本概念	掌握
理论知识	减重步态训练机制、脊柱稳定系统概念、强制性使用的机制及准入条件、肉毒毒素注射治疗机制及临床应用。	了解
基本技能	痉挛评估、平衡能力的评定（三级平衡）、"站起-走"计时测试、6分钟步行试验、基本言语交流能力和认知能力评定、运动处方制定、吞咽功能评定、生活质量评定、封闭治疗	掌握
基本技能	电诊断、抑郁与焦虑评定、心肺功能评定、儿童发育评估、肉毒毒素注射、关节穿刺	了解

表3 第二阶段住院医师培训其他要求

学习方式	数量	学习方式	数量
病例讨论会	≥4次/年	讲课、讲座	≥10次/年
文献报告会	≥4次/年	自学	经常

（二）康复科门诊（4个月）

在主任医师、主治医师的指导下，担任康复门诊工作，完成门诊病历至少100份（包括初诊和复诊）。病种及操作要求见上表。

五、参考书刊

卓大宏主编. 中国康复医学. 第二版. 北京：华夏出版社，2003

缪鸿石主编. 康复医学理论与实践. 上海：上海科学技术出版社，2000

中华人民共和国卫生部医政司主编. 中国康复医学诊疗规范（上/下）. 北京：华夏出版社，1998/1999

中华医学会编著. 临床技术操作规范：物理医学与康复学分册. 北京：人民军医出版社，2004

中华医学会编著. 临床诊疗指南：物理医学与康复学分册. 北京：人民卫生出版社，2005

Delisa JH. Physical Medicine and Rehabilitation: Principles and Practice. 4th ed. Philadelphia: Lippincott Raven, 2004. （中文译本：南登昆，郭正城主译. 康复医学——理论与实践. 第三版. 西安：世界图书出版公司，2004）

王宁华，黄真主编. 临床康复医学. 北京大学医学出版社，2006

Michael P. Barnes. Textbook of Rehabilitation Medicine. Oxford: Oxford University Press, 2001

中国康复医学杂志

中华物理医学与康复杂志

中国康复理论与实践

Archives of Physical Medicine and Rehabilitation

麻醉科培训细则

总 则

麻醉学科是临床二级学科。临床麻醉的主要任务是在安全的前提下消除病人手术时的疼痛，为手术操作提供方便条件，并在麻醉期间对病人的生理机能进行监测、调节和控制。现代麻醉学工作除消除手术疼痛、维护病人围手术期安全外，其理论和技术在手术室以外的医疗工作中也发挥着积极作用，如急救复苏、重症监测治疗、急性和慢性疼痛治疗、内外科病人某些检查治疗的镇静、麻醉、监测和管理等。外科重症监测治疗室（SICU）主要收治外科系统病情危重的病人，如各种休克、器官功能衰竭、心肺复苏后期治疗、复杂疑难手术和高危病人的术后监测治疗等。急救复苏包括医院内和社会上的以心、肺、脑复苏为主的各项急救诊疗工作。疼痛治疗主要针对术后镇痛、分娩镇痛、慢性疼痛的诊断和治疗、癌性疼痛控制等。以上领域中的基础理论和临床实践构成了现代麻醉学的丰富内涵。本培训细则将规范麻醉科住院医师对上述领域中基础理论和临床实践学习的具体安排和要求，为其下一步发展打下良好基础。

第二阶段（第4~5年）

一、培训目标

1. 基本掌握复杂、疑难的特殊病例（包括各专科病例）、重危病例及急诊病例的麻醉前评估、准备。施行或参加其麻醉的实施和管理。
2. 基本掌握重危病人（包括各类休克、急性心律失常、心绞痛、心梗、急慢性呼吸功能不全、肾功能不全和各种内分泌代谢功能紊乱病人）的急救和麻醉处理原则。
3. 掌握临床各种监测技术的操作技能及其临床应用。
4. 对术后镇痛和分娩镇痛处理、慢性疼痛的诊断和治疗、癌性疼痛控制等临床工作有一定了解。对麻醉期间罕见并发症（如过敏性休克、恶性高热、硬膜外血肿）的诊断处理有所了解。
5. 有一定的教学、临床科研及业务行政管理能力。
6. 复习和强化第一阶段所掌握的临床麻醉基本理论和技能。

二、培训方法

通过在麻醉科及有关科室的临床实践，完成规定的临床技能培养和指定的学习内容。

三、培训内容与要求

培训内容	临床麻醉培训					SICU*	急性和慢性疼痛
时间（月）	18～20（含住院总医师≥6个月）					2～3	2～3
例数	总例数≥400例					管床≥10人次	慢性疼痛诊疗10例，术后镇痛、分娩镇痛共50例
	ASAⅢ以上危重症 ≥30	心血管 25	普胸 40	颅脑 15	小儿 40		

* 根据各教学医院情况可安排去心血管、儿童、颅脑等专科医院轮转

（一）临床麻醉

施行或参加麻醉至少400例，重点是参加各手术科室的复杂、危重、疑难手术的麻醉和伴发疾病严重、复杂的外科病人的麻醉。其中参加重危病例及ASAⅢ级以上病人的麻醉30例。

熟练掌握心电图、血压、脉搏、呼吸、体温、血氧饱和度等无创监测技术；掌握中心静脉、桡动脉置管监测和术中肌松监测技术，掌握血气、血糖、呼气终末二氧化碳分压、吸入麻醉剂浓度等监测技术的应用。

基本掌握Swan-Ganz导管监测技术运用（5例）；基本掌握纤维支气管镜（10例）、喉罩（20例）等在困难气道和辅助气道管理方面的应用；超声或神经刺激定位下神经阻滞（20例）。了解其他微创血流动力学监测手段（如TEE、FloTrac、PiCCO等）的临床应用。

了解全身麻醉深度监测新技术和围手术期凝血功能监测新技术的临床应用。了解超声技术在临床麻醉、监测和疼痛治疗中的应用。

对培训内容和具体要求，由于医学部下属各医院的临床麻醉任务、特点和条件不尽相同，在努力完成上述培训要求和不影响培训质量的前提下，可据各自科室的条件和特点做一些微调。也鼓励住院医在各附属医院麻醉科内轮转，以完成要求培训例数。

（二）理论学习

参加市级以上学术活动或会议10次，科、院级学术活动20次。阅读专业文献至少100篇（其中外文文献30篇）。

（三）教学和科研能力的培训

参加本科生麻醉见习和生产实习的教学活动。参加本科课题研究工作，撰写学术文章1篇，内容包括临床病例报告、文献综述、科研论文等。

（四）SICU要求

熟练掌握常用监测技术的临床应用，基本掌握Swan-Ganz漂浮导管的放置应用，

了解其他血流动力学监测手段（如 TEE，FloTrac，PiCCO 等）的应用，基本掌握血流动力学各种参数的监测、计算和临床应用。基本掌握外科常见重危病人的处理原则，包括呼吸衰竭、电解质紊乱、酸碱平衡失调、心律失常、心力衰竭、休克及心肺脑复苏等病人的处理原则。管理病人 10 人次。

（五）住院总医师培训

着重培养独立临床工作能力，多参加重急症及特殊手术的麻醉，负责院内会诊。在科主任领导下承担科室日常业务管理及部分行政管理工作。

四、参考书刊

《现代麻醉学》（庄心良，曾因明，陈伯銮主编），美国麻省总医院的《麻醉手册》和全国麻醉学住院医师规范化培训系列教材。

阅读《中华麻醉学杂志》、《临床麻醉学杂志》和《国际麻醉学与复苏杂志》（原名：《国外医学·麻醉学与复苏分册》）等中文专业期刊及外文专业期刊。

专业外语培训：以自学为主，阅读外文专著和专业文献，英文专著：①Miller RD 主编的 Miller's Anesthesia 为主，可选择阅读其中的"Anesthesia Management"的章节；②G. Edward Morgan, Jr. 主编的"Clinical Anesthesiology"。参加科内组织的英语读书报告。

影像医学与核医学培训细则

医学影像学科的专业范围主要由三部分组成：①放射医学，包括传统的X线诊断、计算机体层成像（CT）、磁共振成像（MRI）、介入性放射学；②超声医学（US），包括腹部超声、超声心动图、表浅组织和血管超声、介入性超声；③核医学，包括γ照相、单光子发射计算机断层照相（SPECT）、正电子发射计算机断层照相（PET）、功能测定及核素治疗。目前，医学影像学科住院医师培养分为两个阶段，第一阶段为3年，第二阶段为2年。

第二阶段（时间2年）

（放射诊断和核医学专业每年有放射假2周。）

一、培训目标

强调对受训者基本理论、基本知识、基本技能的培训，重视阅片及对影像征象的分析能力、诊断及鉴别诊断能力。要求了解医学影像和核医学的现状和发展前景，建立较为完整的现代医学影像概念（包括影像诊断及其治疗）。通过培训，受训者达到能基本独立从事本专业工作的水平，并能够在上级医师的指导下，进行简单的科研工作。

二、培训方法

1. 第一阶段（3年）在学科内各专业组及相关科室进行轮转。
2. 第二阶段（2年）在本专业组进行培训。

三、培训内容与要求

（一）放射诊断专业（23个月）

轮转科室	X线诊断	CT诊断	MRI诊断	介入放射学
轮转时间（月）	8	3	6	6

1. X线诊断（8个月）

（1）X线平片（6个月）：要求比第一阶段有更深入更全面的了解，除能独立诊断各系统常见病以外，对疑难病症的诊断及鉴别诊断能力有进一步提高。至少完成诊断报告3500份。能够指导低年轮转医师及进修医师工作。

（2）消化道造影（2个月）：能独立完成各种消化道造影及其他系统的X线造影检查，能指导低年轮转医师完成造影检查，至少完成检查及报告书写100份。

2. MRI诊断（6个月）

（1）初步掌握MR的成像原理，全身各部位MR扫描的常规方法，掌握MR检查的适应证和禁忌证。

（2）初步掌握本科MR的操作方法及高压注射器的操作方法，掌握MR常规应用的造影剂的使用禁忌证、不良反应及相应处理措施。

（3）能够独立承担MR扫描（特别是增强扫描）的接诊工作。

（4）基本掌握人体各系统的断层解剖学。

（5）基本掌握中枢神经系统、消化系统、泌尿系统和骨关节系统常见疾病及急诊相关疾病的MR诊断，书写规范的MR诊断报告。

（6）能够独立解决和处理各系统常见病的MR诊断与鉴别诊断，同时能够指导低年轮转医师及进修医师的MR诊断报告书写，具备一定英文报告书写能力。至少完成诊断报告1000例。

3. CT诊断（3个月）

（1）要求比第一阶段有更深入更全面的了解，除能独立诊断各系统常见病以外，对疑难病症的诊断及鉴别诊断能力有进一步提高。

（2）能够指导低年轮转医师及进修医师的CT诊断报告书写，具备一定英文报告书写能力。

（3）至少完成诊断报告600例（200例/月×3个月）。其中胸腹部各占40%。

4. 介入放射学（6个月）

要求掌握常规的介入操作技术和常见病的介入诊断及治疗，期间要求完成上台操作及相应报告书写100例。综合应用各种不同的影像方法诊断，解决较复杂疑难病症的诊断问题。

（1）参与50例介入手术操作；

（2）书写50份介入手术报告；

（3）参加介入科所有相关活动；

（4）掌握常见血管疾病的血管造影方法及造影诊断；

（5）掌握肝经动脉化疗栓塞的基本原理和操作技能；

（6）熟悉肾动脉/颈动脉/下肢动脉病变的介入治疗适应证/合并症及操作技能。

5. 住院总医师训练

协助科主任实施科室行政业务管理12个月，时间与轮转重叠。住院总医师训练结束后，参加住院总医师工作考核，成绩合格。

6. 专业水平达到低年主治医师水平。

参考书刊

1.《医学影像学》（北京大学医学部长学制教材）、《磁共振诊断学》、《介入放射学》、Radiographics、Radiology期刊、AJR期刊、中华放射学杂志。

2. 专题讲座：参加本学科组织的专题讲座。

（二）核医学专业（23个月）

1. 轮转科室及时间安排

科室	核医学	MRI
轮转时间	20个月（包括住院总医师8个月）	3个月

2. 临床基本要求

（1）核医学科轮转要求

① 掌握常用核素显像的原理及显像剂；
② 掌握常规显像检查的适应证、禁忌证、不良反应处理；
③ 掌握各系统常见病的放射性核素诊断、鉴别诊断和影像分析；
④ 熟练进行常用临床操作；
⑤ 正确采集病历、书写核医学影像诊断报告1000份（必须完成以下检查报告数量）；

检查名称	份数	检查名称	份数
骨显像	100	肾动态显像	40
心肌显像	50	甲状腺显像	30
肿瘤显像*	50		

注：*肿瘤显像报告50份中PET/CT显像报告占20份。

⑥ 参加核素治疗工作，书写完整治疗病历2份；
⑦ 住院总医师阶段负责科室日常工作的安排、医患协调及病例追踪。

（2）磁共振室（MRI）轮转要求

① 掌握常规MR扫描方案，及常用序列，独立完成50例常见病变的MR扫描；
② 了解常见病变的MR诊断，书写报告120份；
③ 协助接诊，每周一天；
④ 做3次读书报告。

3. 科研要求

（1）结合本科室的工作特点进行一项较系统的临床研究，并发表论文1篇（核心期刊）。
（2）完成并发表病例报告1篇。
（3）在上级医师指导下参加科研课题的研究工作。

4. 教学要求

参加核医学见习教学工作1～2次。

5. 其他要求

（1）休假：第1年不享受休假，第2年开始每年享受2周的放射假。

(2) 专业外语的笔译速度：第一阶段达到每小时 4000 个印刷符号，第二阶段达到 4500 个印刷符号。

(3) 参考书及专业资料

①参考书

林景辉，王荣福主编．核医学．北京：北京大学医学出版社，2004

王荣福主编．核医学．第二版．，北京：北京大学医学出版社，2009

李少林，王荣福主编．核医学．北京：人民卫生出版社，2008

王荣福主编．PET/CT 肿瘤诊断学．北京：北京大学医学出版社，2008

②专业杂志

中华核医学杂志

国际放射医学核医学杂志

Journal of Nuclear Medicine

European Journal of Nuclear Medicine & Molecular Imaging

Nuclear Medicine Communication

Clinical Nuclear Medicine

③核医学专业网站

① 中华核医学分会网：http：//csnm. medipromos. com

② 中华核医学专业网：http：//www. csnm. com. cn/

③ 美国核医学网：http：//www. snm. org

④ 欧洲核医学网：http：//www. eanm. org

⑤ 美国核医学杂志网：http：//jnm. snmjournals. org/

(4) 在科室统一安排下，参加国内、北京市、学校及医院各种学术活动和继续教育。

（三）超声专业（24 个月，其中 MRI 3 个月）

由于工作内容不同，（腹部、心脏、妇产科）允许有所侧重。基本要求：

(1) 掌握常规超声检查的适应证、禁忌证。

(2) 掌握各系统常见病的超声诊断、鉴别诊断和影像分析。

(3) 熟练进行常用超声临床操作。

(4) 正确采集病历、书写超声诊断报告。不同专业所列必须熟练掌握的内容，每一种疾病至少完成 5 例（带星号的病种只要求 2 例）正规超声报告。至少完成诊断报告 3000 份（见表 4）。2 年内总书写病历数 5000 例。

(5) 在上级医师指导下参加科研工作。结合本科室的工作特点参与一项较系统的临床研究，并发表论文 1 篇（核心期刊）。

(6) 参加超声医学见习教学工作 2 次。

表 4

心　脏（侧重心脏超声）		
	内　容	要　求
心脏超声解剖及超声心动图检查方法	**心脏超声解剖** 　　二维心动图检查方法及正常值、M型超声心动图检查测量方法、超声多普勒（CW、PW、CDFI、TDI）、经食管超声心动图	经食管超声心动图（不要求必须熟练）
	声学造影 　　常用声学造影剂及机制、注射途径、造影程序，临床应用及价值	一般了解
	心脏功能的测定 　　左、右心功能测定，心脏收缩、舒张功能测定	熟练
	心脏超声评价的主要进展（组织多普勒、应变和应变率、心肌超声造影）	了解
心脏疾病	**瓣膜病** 　　二尖瓣疾病、主动脉瓣疾病、三尖瓣疾病、肺动脉瓣疾病、感染性心内膜炎、人工瓣膜	熟练
	心包疾病、心脏肿瘤及血栓 　　心包积液、缩窄性心包炎、心包肿瘤、心脏黏液瘤、心脏其他罕见肿瘤、心腔血栓	熟练
	先天性心脏病 　　房间隔缺损、室间隔缺损、心内膜垫缺损、动脉导管未闭、主动脉窦瘤破裂、肺动脉口狭窄、主动脉口狭窄、主动脉缩窄、马方综合征 　　肺静脉异位引流、冠状动脉瘘、双腔右心室、法洛三联症、右室双出口、三尖瓣下移畸形、三尖瓣闭锁 　　大动脉转位与大动脉异位、永存动脉干、单心室	熟练
	冠心病 　　室壁节段与冠脉供血关系、心肌缺血的病理生理、室壁运动异常、心肌缺血的超声心动图诊断，超声心动图负荷试验、心肌梗死、心肌梗死的并发症、冠心病超声诊断中新技术及进展	熟练
	心肌病、肺心病及高血压性心脏病 　　心肌病、慢性肺源性心疾病、高血压性心脏病	熟练

续表

	腹 部（侧重）	
腹部	**腹部超声诊断临床基础** 　　声像图诊断物理基础、腹部声像图断面解剖、腹部器官组织声像图分析方法、声像图规范术语、超声伪像、超声诊断结论的书写	掌握
	肝脏 　　肝脏超声检查技术和适应证、正常肝脏声像图 **肝脏疾病** 　　原发性肝癌、小肝癌、转移性肝癌、肝囊肿、多囊肝、肝血管瘤、肝脓肿、肝包虫、肝局灶性结节性增生、肝细胞腺瘤、脂肪肝、肝硬化、肝血吸虫病、淤血肝和淤血性肝硬化、门静脉高压症、肝破裂、肝移植超声诊断	熟练
	胆囊和胆管 　　胆道系统超声检查技术和适应证 **胆囊疾病** 　　胆结石、急性胆囊炎、慢性胆囊炎、黄色肉芽肿性胆囊炎、增生性胆囊疾病（胆囊胆固醇沉着症、胆囊腺肌增生症、胆囊息肉样病变）、胆囊恶性肿瘤（胆囊癌、转移癌）、胆囊出血、胆囊寄生虫、胆囊先天性异常、胆囊外疾病引起的胆囊异常 **胆管疾病** 　　先天性胆管疾病、胆管结石、胆管肿瘤（胆管癌、壶腹周围肿瘤）、硬化性胆管炎、化脓性胆管炎、胆道寄生虫病、胆道积气	熟练
	胰腺 　　胰腺超声检查技术、胰腺超声检查适应证、正常胰腺先天性变异声像图 **胰腺疾病** 　　急性胰腺炎、慢性胰腺炎、胰腺假性囊肿、胰腺癌、壶腹周围癌、胰腺囊腺瘤与囊腺癌	熟练
	脾脏 　　脾脏超声检查技术、脾脏超声检查适应证、正常脾脏声像图 **脾脏疾病** 　　脾先天性异常、脾肿大、脾萎缩、脾结核、脾脓肿、脾寄生虫病、脾肿瘤、脾梗死、脾外伤	熟练

续表

	腹　部	
	胃和肠管 　　胃、肠管超声检查技术，胃、肠管超声检查适应证，胃、肠管正常声像图 **胃疾病** 　　胃肿瘤（胃癌、胃间质瘤、胃恶性淋巴瘤）先天性肥厚性幽门狭窄、贲门失弛缓症、幽门梗阻、胃肠穿孔、胃石症 **肠管疾病** 　　肠管肿瘤、急性阑尾炎、肠梗阻、肠系膜上动脉综合征、肠套叠、缺血性肠病	熟练
	泌尿生殖系统 　　泌尿生殖系统超声检查方法和超声检查适应证，正常泌尿生殖系统声像图 **肾病** 　　肾先天性异常、肾囊性病变（单纯性肾囊肿和多发性肾囊肿、多囊肾、肾髓质囊肿、肾囊性发育异常、与遗传有关的囊性疾病）、肾实质性肿瘤（肾恶性肿瘤、肾良性肿瘤）、肾结石、肾感染性疾病、弥漫性肾病、尿路梗阻、肾外伤、肾血管病、移植肾 **输尿管疾病** 　　输尿管结石、输尿管狭窄、输尿管黏膜脱垂、巨输尿管、下腔静脉后输尿管、输尿管肿瘤	
	膀胱疾病 　　膀胱肿瘤、膀胱结石、膀胱炎、膀胱结核、膀胱异物、膀胱憩室、膀胱损伤、脐尿管异常、脐尿管肿瘤 **前列腺和精囊疾病** 　　良性前列腺增生、前列腺炎、前列腺结核、前列腺癌、前列腺结石、前列腺囊肿	熟练
	腹膜和腹膜腔疾病 　　腹膜及腹膜腔超声解剖、超声检查技术和适应证 **腹膜炎症** 　　急性化脓性腹膜炎、腹腔脓肿、结核性腹膜炎 **腹膜肿瘤** 　　腹膜间皮瘤、肠系膜肿瘤 **腹膜后间隙疾病** 　　腹膜后间隙积液、腹膜后纤维化	熟练
	肾上腺 　　肾上腺解剖、肾上腺检查技术、正常肾上腺声像图 **肾上腺疾病** 　　肾上腺肿瘤、肾上腺增生	熟练

续表

	腹 部	
血管	**腹部血管** 　腹部血管解剖、腹部血管超声多普勒检查技术、正常腹部血管 **腹部血管疾病** 　腹主动脉瘤、腹主动脉狭窄、肠系膜缺血症、肾动脉狭窄、髂动脉疾病、多发性大动脉炎、Budd-Chiari综合征、下腔静脉综合征、髂静脉压迫综合征、肾静脉栓塞、胡桃夹综合征、门静脉高压症 **周围血管** 　四肢血管的超声检查、超声在四肢血管疾病中的应用、狭窄、栓塞、血栓（包括小腿深静脉血栓）、动脉瘤、动静脉瘘（先天性、后天性）、下肢静脉瓣膜功能评价 **颈部血管疾病** 　检查方法、正常颈部血管、颈动脉斑块、颈动脉狭窄的评估、颈动脉瘤和颈动脉体瘤、椎动脉闭塞性疾病、锁骨下动脉窃血综合征	熟练
浅表器官	**解剖和检查方法** **甲状腺和甲状旁腺疾病** 　甲状腺肿（功能亢进、单纯性、结节性）、肿瘤（良性、恶性） 　甲状腺炎（急性、亚急性、慢性淋巴细胞性）、甲状舌管囊肿、甲状旁腺腺瘤、甲状旁腺增生 **涎腺疾病** 　炎症、结石、肿瘤（腮腺混合瘤、腺淋巴瘤、囊肿、恶性肿瘤） 　腮裂囊肿、良性淋巴上皮病 **乳腺疾病** 　炎症、结核、肿瘤（良性、恶性）、假体 **淋巴结** 　良性肿大淋巴结（炎症、结核）、恶性肿大淋巴结（转移性淋巴结、淋巴瘤） **阴囊** 　隐睾症、附睾和睾丸囊肿、附睾附件及睾丸附件扭转、鞘膜积液、睾丸扭转、睾丸微石症、睾丸外伤、附睾和睾丸炎、附睾和睾丸结核、睾丸肿瘤、精索静脉曲张	熟练

续表

腹　部		
胸膜、肺和纵隔	**胸膜、肺和纵隔** 　　胸膜、肺超声检查技术和适应证，胸膜、肺正常声像图 **胸膜、肺和纵隔疾病** 　　胸腔积液、胸膜增厚、胸膜肿瘤、肺表肿瘤、肺隔离症、前纵隔肿物	了解
关节和软组织	**关节和软组织解剖** 　　检查方法和正常超声表现 **关节和软组织疾病** 　　关节、软组织炎症，骨、关节结核，骨关节、软组织肿瘤，关节及软组织损伤	了解
介入性超声	超声导向细胞学检查和组织学活检、超声引导穿刺置管引流、超声导向穿刺造影	掌握
	超声导向物理和化学消融治疗（射频、微波、激光、冷冻、化学药物）、术中超声、腔内超声	了解
超声新技术	**超声造影** 　　超声造影剂与超声造影成像基础、肝肿瘤的应用 **三维超声成像** 　　三维超声的成像原理及应用现状 **高强聚焦超声**（HIFU）的原理和应用的现状	了解
妇产科专业		
	内　容	要　求
妇科	子宫及其附件超声解剖及扫查方法 　　正常子宫及其附件超声表现	熟练掌握子宫及卵巢的超声测量
	先天性子宫疾病 　　宫内节育器、生殖道畸形、处女膜闭锁、先天性无子宫、幼稚子宫、双子宫、双角子宫、纵隔子宫 **非先天性子宫疾病** 　　子宫肌瘤、子宫腺肌症、子宫内膜癌、子宫内膜息肉 **卵巢和输卵管疾病** 　　卵巢生理性囊肿、卵巢囊性肿瘤、卵巢实性肿瘤、多囊卵巢综合征、输卵管积水、积脓、子宫内膜异位症、异位妊娠、葡萄胎、滋养细胞肿瘤	熟练掌握妇科常见病的诊断

续表

妇产科专业		
	内 容	要 求
产科	胚胎发育过程的超声检查方法、早期妊娠（胎囊、胎芽测量、多胎妊娠、流产、胚胎停止发育）、中期妊娠（胎儿畸形的筛查）、晚期妊娠（胎儿生长发育的观测和胎儿测量）、胎儿宫内生长迟缓、胎死宫内、前置胎盘、胎盘早期剥离、胎盘肿瘤、羊水过多和过少、脐带异常 **多胎妊娠** 　双胎妊娠声像图表现及双胎妊娠病理 　双绒毛膜囊、双羊膜囊双胎、单绒毛膜囊、单羊膜囊双胎、双胎之一宫内生长迟缓、双胎输血综合征、双胎之一畸形、联体双胎 **胎儿畸形** 　中枢神经系统 　　脑积水、脊柱裂、脑膨出、露脑畸形和无脑儿、全前脑、Dandy-Walker 畸形、脉络膜囊肿 　颜面部 　　唇裂与腭裂、口腔寄生胎 　　颈项透明层增厚（NT）的测量 　　颈部淋巴管囊肿	熟练掌握早期妊娠的超声诊断，晚期妊娠胎儿生长发育的测量和胎盘位置，羊水测量。双胎的超声诊断，绒毛膜判断
	心脏异常 　室间隔缺损、心内膜垫缺损、左心或右心发育不良、三尖瓣下移、法洛四联症、心律失常 肺及胸腔 　先天性肺囊性腺瘤样病变、胸水、膈疝 腹壁 　脐膨出、腹裂 腹腔 　十二指肠狭窄或闭锁、肠梗阻 泌尿系统 　肾缺如、胎儿型多囊肾、多囊泡肾、泌尿道扩张 骨骼系统 　严重的长骨短小、肢体缺失 其他 　胎儿水肿、骶尾部畸胎瘤、羊膜束带综合征	掌握中期胎儿畸形的筛查，了解常见胎儿畸形的超声诊断要点
超声在计划生育中的应用	节育环定位、子宫损伤（子宫穿孔）、超声监护下刮宫、羊水穿刺定位和超声引导羊膜腔穿刺	熟练掌握

MRI 3 个月要求了解成像原理及常见病诊断。

参考书刊

谢敬霞主编. 影像学（北京大学医学部长学制教材）. 北京：北京大学医学出版社，2004

张武主编. 现代超声诊断学. 北京：科学技术文献出版社，2008

曹海根，王金锐主编. 实用腹部超声诊断学. 第二版. 北京：人民卫生出版社，2006

唐杰，董宝玮主编. 腹部和外周血管彩色多普勒诊断学. 第三版. 北京：人民卫生出版社，2007

王金锐，Chhem RK，刘吉斌，Nazarian LN 主编. 肌肉骨骼系统超声影像学. 北京：科学技术文献出版社，2007

燕山，詹维伟主编. 浅表器官超声诊断. 南京：东南大学出版社，2005

中华医学会编. 临床技术操作规范：超声医学分册. 北京：人民军医出版社，2004

唐杰，姜玉新主编. 超声医学（全国专科医师培训教材）. 北京：人民卫生出版社，2009

Rumack CM, Wilson SR, Charboneau JW. Diagnostic Ultrasound. 3rd ed. ST. Louis：Mosby，2005

Feigenbaum H, Armstrong WF, Ryan T. Feigenbaum's Echocardiography. 6th ed. Philadelphia：Lippincott Williams & Wilkins，2005

中华超声影像杂志

中华医学超声杂志（电子版）

中国超声医学杂志

Journal of Clinical Ultrasound

临床检验诊断学培训细则

本阶段培训时间2年,主要为临床检验诊断学学科的专科培训,包括在内科范围内的6个月的临床医学专科技能培训和医学检验科范围内的18个月的临床检验专科技能培训。

第二阶段(第4~5年)

一、培训目标

通过第二阶段培训,进一步熟悉相关专业内科疑难或少见疾病临床诊断与鉴别诊断、实验诊断的临床意义。巩固医学检验专业基础知识,学习某一专业领域的新理论、新技术,了解其最新进展,拓宽知识面的深度和广度,提高分析和解决问题的能力,掌握本专业的常规检验和特殊检验技术与方法的应用,解决检验与临床联系中的问题,为临床医护人员提供检验结果解释,新方法、新技术、新项目的咨询,参加临床相关科室的专业查房、病例讨论或会诊、科巡诊,并且具有一定的医学检验临床应用研究的能力。

二、培训方法

在2年培训期间,进行内科和检验科各专业培训。参加内科和感染疾病科的专业查房12次以上,科巡诊2次以上。

三、轮转科室及时间安排

轮转科室	轮转时间(月)
心血管、肾病、呼吸、消化、内分泌代谢、血液、风湿免疫病内科和感染疾病科(从以上科室中选择两个专业)	每个专业轮转3个月,共6个月
①临床基础检验和临床血液学检验 ②临床生物化学检验和临床免疫学检验 ③临床免疫学检验和临床微生物学检验 ④临床血液学检验和临床输血检验 (从以上2个专业组合中选择一个培训)	2个相关组合专业各轮转8个月,共16个月
机　动	2

四、培训内容与要求

(一) 内科系统

选择 2 个内科专业学科,各轮转 3 个月。在转科过程中一般不再直接管理或诊治病人,主要跟随主治医师或住院医师参加每日查房,参加每周一次的科主任查房,可跟随主治医师或以上职称的医师出门诊(≥半个月),参加临床病例讨论或会诊及科巡诊,了解内科相关专业实验室的特殊检验项目及其临床应用,了解临床一些新技术、新疗法和新药的应用,了解临床对检验的需求,了解可能引起检验结果出错或误差的检验前环节(包括患者准备、标本采集与运送、治疗及药物的影响)并提出解决方案,促进检验新项目在临床的开展与应用。被培训人员每天需要做好所参加工作的详细记录,并由带教医师签字确认。培训完成后根据实际培训内容进行出科考核(包括口试和笔试),合格者进入检验科相关专业培训。

(二) 临床检验科培训

根据培训者所在单位意见,结合本人要求,选择 2 个检验专业学科培训。每个专业由一名主治医师或以上职称的医师作为专业指导教师。完成每个专业轮转后,应在培养基地完成出科考试,成绩合格者,参加学校统一组织的第二阶段考试。

[临床基础检验专业]

临床基础检验专业第二阶段住院医师培训项目与要求

序号	掌握	了解
1	全自动五分类血细胞分析仪校准、比对(3台以上)、性能验证各≥1 次	尿液特殊检验
2	临床病理标本的全血细胞计数和血涂片形态学检验: 小细胞性贫血≥20 例 大细胞性贫血≥10 例 正细胞性贫血≥20 例 急性白血病≥10 例 慢性白血病≥10 例 急性细菌或病毒感染≥50 例 血小板减少症≥20 例	胸腹水特殊检验
3	全自动尿干化学分析仪校准、比对(3台以上)、性能验证各≥1 次	关节腔积液检验
4	尿液流式细胞分析仪的校准、比对(3台以上)、性能验证各≥1 次	血液其他寄生虫检验

续表

序号	掌握	了解
5	临床病理标本的尿干化学分析、尿液流式细胞分析仪检验和尿沉渣镜检： 急性肾炎≥20 例 慢性肾炎≥20 例 急慢性泌尿系感染≥50 例 高血压病≥50 例 糖尿病≥50 例	
6	临床病理标本的粪便检验： 细菌性痢疾≥20 例 急慢性肠炎≥20 例 寄生虫感染≥2 例	
7	脑脊液浓缩、瑞氏染色涂片检验≥5 例	
8	胸腹水浓缩、瑞氏染色涂片检验≥10 例	
9	血液寄生虫检验≥2 例	

【理论知识】

1. 掌握

(1) 新型血细胞分析仪的校准及性能验证、新参数在临床及研究中的应用。

(2) 尿干化学分析仪、尿液流式细胞分析仪的校准、性能验证和质量控制方法。

(3) 血细胞和体液细胞形态学诊断及其应用。

2. 了解

(1) 血细胞分析的新概念、新项目和新技术。

(2) 体液检验学有关理论和实验方法新进展。

(3) 胸腹水细胞学检验的方法及异常细胞的识别。

【操作考核】

(1) 一台血细胞分析仪的校准或性能验证。

(2) 未知血液病标本全血细胞计数与血细胞形态学分析与报告。

(3) 未知疾病标本体液检验的内容、项目及结果分析与报告。

[临床血液学检验专业]

临床血液学检验专业第二阶段住院医师培训项目与要求

序号	掌握	了解
1	自动凝血仪校准、比对（2 台以上）、性能验证各≥1 次	遗传性红细胞疾病分子诊断的新方法、新技术、新项目及临床应用

续表

序号	掌握	了解
2	血液黏度计校准、性能验证各≥1次	造血及淋巴组织肿瘤的细胞遗传学、分子生物学检验方法、技术、项目及临床应用
3	流式细胞仪性能验证≥1次	遗传性出血与血栓性疾病分子诊断的新方法、新技术、新项目及临床应用
4	红细胞G6PD、PK测定各≥1次	流式细胞分析新技术、新方法在临床血液学检验中的应用
5	红细胞膜CD55、CD59测定≥1次	
6	临床流式细胞分析： 造血干祖细胞计数≥5例 白血病或淋巴瘤免疫分型≥10例 细胞周期及DNA倍体分析≥5例	
7	病理标本的血液及骨髓细胞学检验 常见贫血≥10例 急性白血病≥10例 慢性白血病≥10例 骨髓增殖性肿瘤（MPN）≥3例 骨髓增生异常综合征≥3例 血液病相关感染性疾病≥10例	
8	病理标本的血栓与止血检验： 血管性血友病≥1例 单个凝血因子缺陷病≥3例 血小板功能异常≥5例 易栓症及DIC≥5例 抗栓及溶栓治疗监测≥50例	

【理论知识】

1. 掌握

（1）流式细胞仪的原理、使用、质量控制、校准及性能验证、结果分析与报告。多色流式细胞分析试验设计。白血病免疫表型分析、DNA倍体分析、淋巴细胞亚群计数、造血干祖细胞计数。

（2）出血与血栓性疾病，主要包括：血友病、血管性血友病、血小板功能缺陷病、易栓症、DIC的检验方法、试验项目选择、结果分析与报告。抗血栓与溶栓治疗的实验室监测。

（3）溶血性贫血的检验方法、试验项目选择、结果分析与报告。

（4）血液病的细胞学诊断：常见类型血液病及其相关疾病，包括常见贫血、急性白血病、慢性白血病、骨髓增殖性肿瘤（MPN）、骨髓增生异常综合征（MDS）、多发性骨髓瘤、血小板减少性紫癜的血象、骨髓象特点、结果分析与报告。

（5）造血系统及淋巴组织肿瘤的最新分型方案及各类肿瘤的血液学诊断特点。

2. 了解

（1）少见类型血液病及相关性疾病的细胞学诊断：少见类型白血病、恶性淋巴瘤、淋巴瘤白血病、骨髓转移癌、类脂质沉积病、血液寄生虫或微生物感染性疾病。

（2）造血干祖细胞培养、血液病染色体分析和分子生物学检验、骨髓活检的临床应用。

（3）临床血液学检验的新进展。

【操作考核】

1. 未知急性或慢性白血病病例标本的流式细胞免疫表型分析。

2. 未知血栓或出血性疾病病例标本的实验诊断方法选择、检验结果分析与报告，诊断评析。

3. 未知骨髓增生性肿瘤病例标本的细胞学检验及诊断评析。

[临床生物化学检验专业]

临床生物化学检验专业第二阶段住院医师培训项目与要求

序号	掌握	了解
1	自动生化分析仪校准、比对（3台以上）和性能验证≥1次	遗传代谢病的生化和基因诊断
2	常用自动生化仪的室内质控操作≥30次，室间质评≥1次	临床生物化学检验的方法学评价及应用
3	蛋白电泳仪性能验证≥1次	内分泌激素代谢紊乱的生化检验与实验诊断
4	血气分析仪的校准和性能验证≥1次	神经系统疾病的生化检验与实验诊断
5	血清铁、总铁结合力、血清铁蛋白检验≥30例	临床生物化学检验的新方法、新技术、新项目及其应用
6	内分泌激素检验： 下丘脑-垂体激素≥10例 甲状腺激素≥30例 肾上腺激素≥10例 性激素≥10例	
7	病理标本的血液或体液电泳分析： 高脂蛋白血症≥10例 多发性骨髓瘤≥5例 急慢性肾炎≥5例 中枢神经系统疾病≥5例	

续表

序号	掌握	了解
8	病理标本的生化检验与结果分析： 肝炎及肝硬化≥200例 糖尿病及糖尿病肾病≥200例 高脂蛋白血症≥200例 体液与酸碱平衡紊乱≥100例 肾炎与肾早期损伤≥200例 急性胰腺炎≥10例 急性冠脉综合征≥20例 骨代谢异常≥50例	

【理论知识】

1. 掌握

（1）自动生化分析仪试验项目的程序设计、校准、性能验证、不同仪器之间的检测结果比对。

（2）电泳分析及应用：同工酶电泳、血清蛋白及免疫固定电泳、脂蛋白电泳及高脂血症分型。

（3）内分泌激素的生理代谢、病理改变及有关试验的参考范围、临床意义。

（4）骨代谢异常的生物化学诊断：试验项目选择、结果分析与报告，试验诊断评析。

（5）代谢与营养疾病的生物化学诊断：糖尿病及糖代谢紊乱、高脂蛋白血症及脂代谢紊乱、氨基酸与核酸代谢病的主要生物化学改变、试验项目选择与应用，多项试验结果的综合分析、试验诊断标准及诊断评析。

2. 了解

（1）内分泌疾病及内分泌代谢紊乱的试验诊断：常用生物化学检验方法、评价及应用，下丘脑-垂体功能紊乱、甲状腺功能紊乱、肾上腺功能紊乱的检验项目选择与应用、标本采集、试验结果的分析与报告、试验诊断评析。

（2）遗传代谢性疾病的基因诊断：基因诊断技术及其应用，基因诊断项目的选择与应用。

（3）治疗药物浓度监测：药代动力学基础、标本处理、常用方法及常用药物浓度监测的临床应用。

【操作考核】

1. 自动生化分析仪试验项目的程序设计与校准。

2. 自动生化分析仪性能验证及不同仪器之间的检测结果比对分析。

3. 未知病例电泳分析项目选择、结果分析与报告，进一步检查建议及实验诊断评析。

4. 未知代谢与营养疾病病例的生物化学诊断：根据临床表现选择试验项目、结果分析与报告、进一步检查建议及试验诊断评析。

[临床免疫学检验专业]

临床免疫学检验专业第二阶段住院医师培训项目与要求

序号	掌握	了解
1	自动免疫分析仪器（浊度免疫分析仪、化学发光免疫仪、荧光免疫分析仪、酶联免疫分析仪）的校准、比对（至少2台）及性能验证≥1次	HIV感染确证试验
2	浊度免疫分析仪或酶联免疫分析仪的室内质控≥30天，室间质评≥1次	免疫细胞功能试验
3	过敏原分析仪的性能验证≥1次	免疫学检验的方法学评价
4	自身免疫荧光显微镜检验的室间质评≥1次，常见自身免疫病显微镜荧光模型的识别≥20种	临床免疫学检验新技术、新方法、新项目及其应用
5	流式多色分析淋巴细胞亚群≥30例 血液淋巴细胞HLA-B27分析≥10例	
6	TORCH试验≥50例 寄生虫感染免疫检测≥20例	
7	血清循环免疫复合物测定≥20例 血清总IgE、特异性IgE测定各≥30例 血清或体液免疫球蛋白轻链≥10例 血清或体液免疫固定电泳≥10例	
8	HIV感染的筛查试验	
9	临床病例标本的免疫检验及结果分析： 病毒性肝炎≥100例 梅毒≥20例 呼吸道病毒感染性疾病≥50例 超敏反应性疾病≥30例 风湿免疫疾病≥30例 实体组织肿瘤≥100例 免疫增殖性疾病≥20例 免疫缺陷病≥10例	

【理论知识】

1. 掌握

(1) 常用免疫学检验技术的原理、特点、应用范围及选择原则。

(2) 全自动免疫分析仪的原理、项目校准、比对试验、性能验证。

(3) 临床常用免疫学检验项目及其组合试验的临床适应证、参考范围建立、临床应用。

(4) 感染性疾病、超敏反应性疾病、风湿免疫病、肿瘤、免疫增殖性疾病和免疫缺陷病的免疫学诊断项目的选择、试验结果分析、常用检验项目在临床疾病诊断、治疗、预后及预防中的意义。

2. 了解

(1) 移植免疫检验方法，常用检验项目及其在组织或器官移植中的临床应用。

(2) 新的免疫细胞亚群分析、免疫细胞功能检验及其临床意义。

(3) 临床免疫学检验的新理论、新技术和新项目进展。

【操作考核】

1. 一台全自动免疫分析仪的项目校准或性能验证。

2. 疑为肝炎病毒感染患者标本的病毒标志物检测，结果分析与报告，进一步检查及试验诊断评析。

3. 疑为超敏反应疾病患者标本检验的项目选择、检验结果分析，进一步检查及试验诊断评析。

4. 新试剂盒的方法学与应用评价。

[临床微生物学检验专业]

临床微生物学检验专业第二阶段住院医师培训项目与要求

序号	掌握	了解
1	全自动细菌鉴定仪的室内质控≥30天，室间质评≥1次	荚膜、芽胞、细胞壁、鞭毛、阿伯尔染色法、异染颗粒染色
2	全自动细菌鉴定仪的性能验证≥1次	细菌、病毒或真菌等感染的分子生物学检验
3	各种常见标本（血、痰、尿、便、脑脊液、胸腹水、脓汁、分泌物等）中常见致病菌的分离、培养、鉴定和药敏试验各≥50例	螺旋体、支原体和衣原体感染的微生物检验
4	常用医院感染监测、流行病学调查≥60天	常见真菌的培养、形态学特点和鉴定
5	厌氧菌、其他肠肝菌科细菌、其他非发酵菌、其他弧菌科细菌、如卡菌及放线菌的分离与鉴定≥30例	
6	临床病理标本的微生物学检验： 呼吸道感染≥50例 菌血症与脓毒血症≥50例 泌尿系感染≥30例 消化系统感染≥30例 外科与创伤感染≥30例 中枢神经系统感染≥20例 性传播疾病≥20例	
7	常见真菌的涂片检验≥20例	
8	医院细菌耐药调查与报告≥90天	

【理论知识】

1. 掌握

(1) 厌氧菌、其他肠肝菌科细菌、其他非发酵菌、其他弧菌科细菌、如卡菌及放线菌的分离与鉴定。

(2) 全自动细菌鉴定仪的性能验证、室内质控和室间质评方法与应用。

(3) 医院感染的流行病学调查、监测及意义。

(4) 呼吸道感染的微生物学检验及临床意义。

(5) 微生物学检验在临床感染性疾病诊断与监测中的意义,各种临床标本的采集、细菌的分离培养与鉴定程序,药物敏感试验的分析与报告。

2. 了解

(1) 荚膜、芽胞、细胞壁、鞭毛、阿伯尔染色法、异染颗粒染色。

(2) 分子生物学技术在微生物领域的应用现状。病毒的分离培养及PCR技术在分枝杆菌、病毒检测和细菌耐药监测中的应用。

(3) 常见真菌的培养、形态学特点和鉴定。

(4) 螺旋体、支原体和衣原体感染的微生物检验。

【操作考核】

1. 未知呼吸道或泌尿道感染标本的涂片检查、分离培养、鉴定,药敏试验与结果报告,分析所报告病原菌在其感染性疾病中的意义。

2. 一次临床微生物学检验室间质量评价菌株的分离培养与鉴定。

3. 微生物感染的流行病学调查方法:一季度某医院细菌耐药调查与报告分析。

[临床输血检验专业]

临床输血检验专业第二阶段住院医师培训项目与要求

序号	掌握	了解
1	ABO血型及Rh血型鉴定各≥100例	输血的质量管理体系与运行
2	交叉配血(单个和多个献血者)及发血各≥100例	临床输血检验的新方法、新技术及临床应用
3	新生儿溶血病检查≥2例	输血不良反应标本的采集
4	成分输血≥50例	配血不和的处理
5	免疫性血型抗体筛查≥10例	
6	器官或骨髓移植的HLA分型试验和同种异体抗体测定≥5例	
7	ABO血型及Rh血型鉴定的室内质控≥30天和室间质评≥1次	
8	自动血型鉴定仪的校准和性能验证≥1次	
9	输血不良反应标本检验≥1次	

【理论知识】

1. 掌握

(1) 临床输血安全及其措施，安全献血的检验，安全供血与输血的质量管理体系建立及措施，输血不良反应及其预防。

(2) 临床输血的适应证与禁忌证，全血输血与成分输血及其注意事项，输血的疗效判断。

(3) 新生儿溶血病的实验诊断，夫妇免疫性抗体筛查，同种免疫性血型抗体测定，同种免疫性血型抗体产生的机制。

(4) 器官或骨髓移植的 HLA 分型试验和同种异体抗体测定及临床意义。

2. 了解

(1) 输血相关传染病及其检验。

(2) 血液制品的病毒灭活。

(3) 一些特殊临床情况的输血，例如造血干细胞移植、DIC、肝移植、烧伤等的输血。

【操作考核】

1. 一例疑为新生儿溶血病患者的标本采集、试验项目选择，结果分析与报告，试验诊断评析。

2. 一例发生急性输血反应病人的实验室检查、结果报告与急性输血反应原因分析。

五、论文发表

根据轮转专业，选择一项或多项新的检验项目，通过建立新方法、建立参考范围或临界值、评价临床诊断效率和临床应用价值等，阐明该检验项目的适应证、临床意义、优势或局限性、影响因素等，完成临床科研论文一篇，在国内核心医学期刊或国外 SCI 收录的期刊发表。

六、参考文献

1. 内科学：高等医学院校临床医学专业本科及长学制教材、《内科学》、《诊断学》、《传染病学》、《实用内科学》、《内科疾病鉴别诊断》（最新版本）。

2. 医学检验学：高等医学院校临床医学检验专业本科教材、实验诊断学（最新版本）。

3. 中华内科杂志、中华检验医学杂志、中华输血杂志。

4. 检验医学信息网（www.clinet.com.cn）。

病理科培训细则

病理科住院医师规范化培训，是为医院诊断病理医生提供全面综合性训练，包括普通外科病理学、部分亚专业病理学、尸体解剖、细胞学、分子病理学、实验室管理等，使住院医师在现代诊断病理学全部领域获得初步经验，能够胜任日常诊断工作，具备进一步发展亚专科病理学的能力，并熟悉现代病理诊断新技术和手段，具备一定临床或基础科学研究的能力。

培训期限为5年，分为2个阶段。第一阶段3年，进行36个月的轮转，接触所有诊断病理学领域。第二阶段2年，进行24个月的轮转，除进一步加强第一阶段内容外，提供具有特殊兴趣的亚专业领域的学习机会。

第一阶段（3年）

一、培训目标

通过3年临床病理学专业技能和专业知识的学习和实践，使被训练者达到高年病理住院医师水平，即具有处理医院病理科日常业务，解决病理实践中所遇到的一般问题的能力，以及临床病理资料处理，科学研究和亚专业发展的兴趣。其他参照北京地区专科医师培训细则内容。

二、培训方法

1. 直接参与病理住院医师一线实践工作，通过科学合理安排各专业技能领域的全面轮转。
2. 理论结合实践，自学经典教科书并结合文献阅读，参加各层次讲座和学术活动。
3. 科主任领导，住院总医师管理，上级医师集体指导相结合的管理和教学方法。
4. 核心是注重住院医师独立学习能力和处理事物能力的培养。

三、轮转科室及时间安排（共36个月）

轮转科室	轮转时间（月）
技术室	3
大体标本识别，初步取材，组织学	3
系统诊断病理学，各系统常见病预诊（建议在综合性医院基地完成）	18
细胞学	3

轮转科室	续表 轮转时间（月）
肿瘤病理学	3
口腔病理专业（可为其他专科病理学）	3
男性生殖及泌尿系统（可为其他专科病理学）	3

四、培训内容与要求

1. 完成北京地区专科医师培训细则的内容。
2. 熟悉医院病理科日常工作技术流程，常规病理技术、特殊染色和免疫组化技术的理论和操作，病理资料档案管理。
3. 掌握各系统组织学。
4. 熟悉并能独立进行各系统活检及手术切除标本的检查，取材，常见病病理预诊工作，包括消化系统、呼吸系统、女性生殖系统及乳腺、男性生殖及泌尿系统、骨及软组织、神经系统、内分泌系统、淋巴造血系统、头颈部及皮肤系统病理，年完成取材预诊病例2000例以上。
5. 熟悉并达到能独立进行细胞学预诊工作，3年完成预诊1000例。
6. 熟悉尸体解剖工作操作及病理组织学诊断，病理生理及死亡原因分析。能够独立完成婴儿尸体解剖操作，掌握成人尸体解剖助手工作。3年完成尸体解剖5例。
7. 参与CPC活动（1~2次/年），具有一定临床资料分析和病理解释的能力；能独立进行读书报告（2次/年）和科室及以上规模的读片会（2次/年）。
8. 能初步进行专业论文书写，以第一作者完成并发表病例报告2篇，综述或论著1篇以上。
9. 参与病理研究，并学习分子病理学技术方法。
10. 初步具备指导低年资医师的教学能力。
11. 专业英语教科书的阅读理解力达到80%以上。
12. 协助科室秘书或住院总医师参与科室管理工作和一线住院医师管理。
13. 每年完成考核登记，考核表见附件1。
14. 主要参考书：

Rosai and Ackerman Surgical Pathology, 9th Edition
新版 WHO Classification of Tumors
病理学及有关文献

第二阶段（2年）

一、培训目标

通过2年培训，使被培训者具有一定独立解决医院病理科日常业务和问题的能力，以及病理研究和亚专业发展的能力,从而达到病理主治医师水平。

二、培训方法

1. 直接参与病理住院医师一线实践工作,通过科学合理安排各专业技能领域的全面轮转。
2. 理论结合实践,自学经典教科书并结合文献阅读,参加各层次讲座和学术活动。
3. 科主任领导,住院总医师管理,上级医师集体指导相结合的管理和教学方法。
4. 核心是注重住院医师独立学习能力和处理事物能力的培养。

三、轮转科室及时间安排(共24个月)

1. 系统诊断病理学,各系统常见病预诊:9~18个月
2. 细胞学:3个月
3. 肿瘤/口腔/男性生殖泌尿系病理学/或其他专科病理学:3个月
4. 特殊感兴趣亚专业病理学或病理学研究:9个月(可不选)

四、培训内容与要求

1. 参加各系统活检及手术切除标本常见病病理诊断工作,能正确筛选疑难病例,提出处理意见,并参与会诊病例预诊工作;年完成病例2000例以上;或对1~2种感兴趣的亚专业病理学领域有较深入细致的了解。
2. 能独立进行常规细胞学诊断工作,2年完成1000例。
3. 熟悉尸体解剖操作及病理组织学诊断,病理生理及死亡原因分析,达到能主刀进行成人尸体解剖操作。2年完成尸体解剖5例。
4. 能独立进行CPC活动(1~2次/年),具有临床资料分析和病理解释的能力;达到能独立组织病例读片会或专题报告会(2次/年)。
5. 能进行专业论文书写,以第一作者完成并发表论著1篇以上。
6. 熟悉病理研究及现代分子病理学技术方法。
7. 具备指导低年住院医师和进修医师的能力。
8. 专业英语教科书或相关文献的阅读理解力达到80%以上。
9. 任科室秘书或住院总医师10个月以上,协助科主任及科领导小组进行日常管理工作,负责一线住院医师管理,具备与技术组工作、临床科室的交流与沟通、与病人的沟通服务能力。
10. 每年完成考核登记,考核表见附件2。
11. 主要参考书:
Rosai and Ackerman Surgical Pathology, 9th Edition
新版 WHO Classification of Tumors

各系统专著
病理学及有关文献

附件 1.

北京大学医学部病理科住院医师培训课程第一阶段第　年（　年）考核表

单位：　　　　　　　　　　　　　　　　姓名：

病理技术（100分）	分
组织学（100分）	分
大体诊断和取材（100分）	分
病理组织学预诊断能力（正确率%）	%
组织学年预诊病例数	例
细胞学预诊能力（正确率%）	%
细胞学年诊断病例数	例
婴儿尸体解剖	例（助手）　　例（独立）
成人尸体解剖	例（助手）
参与CPC	次
读书报告	次
读片会	次（组织者）
发表文章	（文章形式：病例报告，综述，论著；杂志年月日）
参与研究及技术	（课题题目，技术类型）
专业英语（100分）	分
科室秘书或助理（时间）	
住院总助理（时间）	

附件 2.

北京大学医学部病理科住院医师培训课程第二阶段第 年（ 年）考核表

单位： 姓名：

病理组织学诊断能力（正确率%）	%
组织学年诊断病例数	例
细胞学诊断能力（正确率%）	%
细胞学年诊断病例数	例
婴儿尸体解剖	例（独立）
成人尸体解剖	例（助手）
	例（独立）
参与 CPC	次
组织专题报告会	次
组织病例读片会	次
发表文章	（文章形式：病例报告，综述，论著；杂志年月日）
参与研究及技术	（课题题目，技术类型）
专业英语（100 分）	分
科室秘书（时间）	
住院总医师（时间）	

附件 3. 北京大学医学部附属医院病理基地亚专科分布

1. 北京大学第一医院病理科

系统诊断病理学，淋巴造血系统病理学，乳腺疾病病理学，分子病理诊断，妇科疾病病理学，间质性肺病病理学

2. 北京大学人民医院病理科

系统诊断病理学，妇产科疾病病理学，骨肿瘤病理学

3. 北京大学病理系及北京大学第三医院病理科

系统诊断病理学，神经系统疾病病理学，淋巴瘤病理学，分子病理诊断，肿瘤发生及转移机制基础研究，超微结构病理学

4. 北京大学肿瘤医院病理科

肿瘤外科病理学，乳腺癌病理学，胃肠肿瘤病理学，胸部肿瘤病理学，淋巴瘤病理学，软组织肿瘤病理学

5. 北京大学口腔医院病理科

颌面口腔病理学

6. 北京大学泌尿研究所病理室

男性生殖及泌尿系统病理学

附件4. 住院医师规范化培训病理专业理论考试出题范围及系统分布概略

总论 10 分

皮肤 5 分

口腔 5 分

心血管系统 5 分

神经系统 5 分

内分泌系统 5 分

泌尿男性生殖系统 5 分

呼吸系统 10 分

消化系统 10 分

女性生殖系统 10 分

乳腺 10 分

淋巴造血系统 10 分

骨软组织系统 10 分

肿瘤内科培训细则

肿瘤内科专科医师培训分为前3年的第一阶段和随后2年的第二阶段。

第一阶段

一、培训目标

通过全面、正规、系统的培训，使被培训者在规定的时间内完成所列培训内容后能够达到肿瘤内科专科医师第一阶段水平，具有正确的处理肿瘤内科常见疾病和急危重症的能力，并具有一定的教学和科研能力。

二、培训方法

肿瘤内科专科医师培训第一阶段采取肿瘤内科与大内科临床科室轮转的方式，分别从理论知识和临床实践两个方面进行培训。轮转科室分为肿瘤内科和大内科，受训医师必须在规定时间内完成轮转科室内的相关内容。

1. 肿瘤内科临床轮转科室及时间安排（24个月）

轮转科室	时间（月）	轮转科室	时间（月）
胸部肿瘤内科	3	肾癌黑色素瘤科	3
消化肿瘤内科	3	综合肿瘤内科（门诊化疗病区）	3
淋巴血液肿瘤内科	3	放疗科	3
乳腺肿瘤内科	3	病理科	3

2. 大内科临床轮转科室及时间安排（12个月）

轮转科室	时间（月）	轮转科室	时间（月）
心血管内科	2	肾内科	2
呼吸内科	2	急诊内科	2
消化内科	2	内分泌科	2

三、培训内容与要求

胸部肿瘤内科

（一）轮转目的：通过初步理论学习和临床实践对本科常见疾病的临床特点、诊断、鉴别诊断、治疗原则等作出初步准确的分析和判断。掌握常见病种的诊断、治疗原则。临床实践中进行基本功训练，要求做到住院病历以及病程记录的书写真实、完整、整洁、系统，逻辑分析合理到位。

1. 要求掌握

（1）呼吸系统解剖和生理特点，常规肺功能测定，动脉血气分析，良、恶性胸水的鉴别诊断。

（2）肺癌的临床表现、分型、分期、诊断与鉴别诊断、治疗原则、预后因素。

（3）咯血及呼吸系统感染的诊断与处理，液气胸、胸腔积液、肺癌的X线特征表现。

（4）肺癌化疗、放疗的原理、适应证及毒副作用，常用化疗方案和药物作用机制。

（5）胸膜间皮瘤的临床表现、分型、分期、诊断与鉴别诊断、治疗原则。

2. 要求熟悉

（1）纵隔常见肿瘤疾病的临床表现、分型、分期、诊断与鉴别诊断、治疗原则。

（2）肺癌靶向治疗作用机制，常见不良反应及处理原则。

（3）原发肺肉瘤的诊疗原则。

（4）肺内结节的鉴别诊断。

（二）基本标准

1. 学习病种及例数要求

病种	数量	病种	数量
小细胞肺癌	8~10例	胸膜间皮瘤	2~4例
非小细胞肺癌	10~15例	恶性胸腺瘤	2~4例

操作：胸腔穿刺：6例

深静脉穿刺：4例

书写大病历4~5份，病历书写及时合格。

2. 基本技能要求：正确采集病史、掌握专科查体；掌握基本穿刺技术如胸腔穿刺、腹腔穿刺、骨穿术、腰穿术、深静脉穿刺等；掌握常用化疗药物顺铂、卡铂、依托泊苷、紫杉醇、长春瑞滨、吉西他滨等化疗药物的使用原则及毒性处理；掌握动脉采血、吸痰及胸腔穿刺置管引流术；熟悉常用靶向药物如吉非替尼、厄罗替尼的使用原则；熟悉常用生物制剂白介素-2、干扰素、粒细胞-巨噬细胞集落刺激因子等的使用原则；了解胸腔闭式引流术。

消化肿瘤内科

（一）轮转目的：通过临床实践进行基本功训练，要求住院病历书写系统、完整、整洁，具有较强的科学性与联系性，能够对消化内科常见疾病的临床特点、诊断、鉴别诊断、治疗原则等作出初步准确的分析和判断，在病历书写中有所体现。掌握常见病种的诊断、治疗原则。

1. 要求掌握

(1) 消化系统解剖特点和病理生理学，胃癌、结直肠癌、食管癌的临床表现、分型、分期、诊断要点及治疗原则。

(2) 胰腺癌、肝癌等其他消化系统肿瘤的临床表现、主要特点和诊断治疗原则。

(3) 掌握肠梗阻等消化系统肿瘤常见合并症、临床表现和诊治原则。

(4) 掌握消化道出血、急性腹膜炎、梗阻或穿孔等消化系统肿瘤的诊断治疗原则。

(5) 掌握常用化疗药物如奥沙利铂、顺铂、表柔比星、紫杉烷类、伊立替康、吉西他滨、氟尿嘧啶类药物的作用机制、不良反应及使用原则。

2. 要求熟悉

(1) 晚期胃癌、结直肠癌、食管癌的常见治疗方法（包括全身或区域性化疗、靶向治疗等）及多学科综合治疗模式。

(2) 其他晚期消化系统肿瘤的常见治疗手段、常见不良反应及处理原则。

(3) 掌握消化道反应、骨髓抑制等常见化疗相关不良反应及处理原则。

(4) 熟悉常用靶向药物如西妥昔单抗的使用原则。

(5) 熟悉消化系统肿瘤常用化疗药物的药理作用及机制。

(6) 消化系统肿瘤化疗的注意事项。

3. 要求了解

(1) 消化系统肿瘤的分期及检查手段和措施。

(2) 肠内肠外营养的适应证及实施。

(二) 基本标准

1. 学习病种及例数要求

病种	数量	病种	数量
胃癌	15～20 例	胰腺癌	1～5 例
结直肠癌	15～20 例	肝癌	1～5 例
食管癌	10 例	其他消化系统肿瘤	1～5 例

操作：腹腔穿刺：6 例

深静脉穿刺：4 例

掌握灌肠：4 例

胃肠减压：4 例

书写大病历 4～5 份，病历书写及时合格。

2. 基本技能要求：正确采集病史、熟悉消化系统肿瘤的病变特点；掌握基本穿刺技术如胸腔穿刺、腹腔穿刺、深静脉穿刺等，掌握无菌原则，掌握灌肠、胃肠减压、胃镜、肠镜的适应证、检查前准备及检查后注意事项。

淋巴血液肿瘤内科

(一) 轮转目的：通过临床实践进行基本功训练，做到住院病历的书写系统、完整、整洁，具有较强的科学性。能够对本科常见疾病的临床特点、诊断、鉴别诊断、治疗原则等作出初步正确的分析和判断，并在病历中有所体现。掌握常见病种的诊断、治疗原则。

1. 要求掌握

（1）霍奇金淋巴瘤的临床表现、病理分型、分期、诊断、鉴别诊断及综合治疗原则。

（2）常见非霍奇金淋巴瘤类型的临床表现、病理特点、分期、诊断、鉴别诊断及综合治疗原则。

（3）急慢性淋巴细胞白血病的临床表现、实验室检查、诊断依据及治疗原则。

2. 要求了解

（1）淋巴血液系统中各种细胞的发生、发育过程。

（2）淋巴瘤化疗常见并发症及不良反应的诊断及治疗。

（3）干细胞移植的适应证。

（4）淋巴瘤免疫治疗的原则及方法。

（5）淋巴瘤病理及细胞学诊断的取材原则。

（二）基本标准

1. 学习病种及例数要求

病种	数量	病种	数量
霍奇金淋巴瘤	5～10例	淋巴母细胞淋巴瘤/急性淋巴细胞白血病白血病	2～4例
非霍奇金淋巴瘤	20～30例		
慢性淋巴细胞白血病	1～2例		

操作：骨髓穿刺：6～8例

腰椎穿刺及鞘内注药：4～6例

骨髓活检：4例

书写大病历4～5份，病历书写及时合格。

2. 基本技能要求：正确采集病史、熟悉淋巴瘤病变特点；掌握基本穿刺技术如骨髓穿刺、腰椎穿刺及鞘内注药、深静脉穿刺等的适应证、禁忌证及操作技术；掌握常用化疗药物如烷化剂、长春碱类药物、蒽环类药物、鬼臼类药物、铂类药物等的使用原则；熟悉常用靶向药物如利妥昔单抗的使用原则；熟悉常用生物制剂白介素-2，干扰素、粒细胞-巨噬细胞集落刺激因子等的使用原则。

乳腺肿瘤内科

（一）轮转目的：通过临床实践进行基本功训练，要求做到住院病历书写系统、完整、整洁，具有较强的科学性与联系性，能够对本科常见疾病的临床特点、诊断、鉴别诊断、治疗原则等作出初步准确的分析和判断，在病历书写中有所体现。掌握常见病种的诊断、治疗原则。

1. 要求掌握

(1) 采集病史及体格检查准确,具有针对性,病历书写规范、详尽。

(2) 乳腺癌的临床表现、早期诊断、病理分型、分期、诊断及鉴别诊断要点及治疗原则。

(3) 晚期乳腺癌临床特点、诊断及治疗原则。

(4) 乳腺癌术后辅助化疗及内分泌治疗的基本原则。

(5) 晚期转移性乳腺癌常见转移部位的常规诊断、基本操作及治疗原则,如胸腔穿刺、腹腔穿刺、骨髓穿刺等。

(6) 晚期乳腺癌常见并发症的处理。

2. 要求了解

(1) 乳腺癌常规化疗方案、内分泌治疗药物的选择,及其常见不良反应及处理原则。

(2) 晚期乳腺癌不同转移部位(如骨、脑、肝、卵巢等)采取的多学科治疗模式。

(二) 基本标准

1. 学习病种及例数要求:管理乳腺癌病例 25～35 例,书写大病历 4～5 份,按时完成病历,书写规范。

2. 基本技能要求:正确采集病史、严密观察病人病情变化;掌握基本穿刺技术如胸腔穿刺、腹腔穿刺、骨髓穿刺等。

肾癌黑色素瘤科

(一) 轮转目的:通过临床实践进行基本功训练,要求做到住院病历的书写系统、完整、整洁,具有较强的科学性与联系性,能够对本科常见疾病的临床特点、诊断、鉴别诊断、治疗原则等作出初步准确的分析和判断,在病历书写中有所体现。掌握常见病种的诊断、治疗原则。

1. 要求掌握

(1) 泌尿系统解剖特点,泌尿系统肿瘤(肾癌)的临床表现、分型、分期、诊断要点及治疗原则。

(2) 黑色素瘤的临床表现、分型、分期、诊断要点及治疗原则。

(3) 免疫系统的组成及免疫应答的过程,肿瘤免疫的特点,肿瘤免疫治疗的概念、分类、方法及适应证。

2. 要求熟悉

(1) 晚期肾癌的常见治疗方法包括免疫、靶向治疗等,常见不良反应及处理原则。

(2) 不同转移部位黑色素瘤(如皮肤、肺、脑、肝等)采取的多学科治疗模式。

(3) 泌尿及皮肤其他常见肿瘤移行细胞癌、前列腺癌、睾丸癌、皮肤基底细胞癌等的诊疗原则。

(二) 基本标准

1. 学习病种及例数要求

病种	数量
肾癌	15~20 例
黑色素瘤	15~20 例

书写大病历 4~5 份，病历书写及时合格。

2. 基本技能要求：正确采集病史、熟悉体表黑色素瘤病变特点；掌握基本穿刺技术如胸腔穿刺、腹腔穿刺、深静脉穿刺等；掌握常用化疗药物如达卡巴嗪、替莫唑胺、福莫司汀、吉西他滨、顺铂等的使用原则；熟悉常用靶向药物如索拉芬尼、舒尼替尼的使用原则；熟悉常用生物制剂白介素-2、干扰素、粒细胞-巨噬细胞集落刺激因子等的使用原则。

综合肿瘤内科（门诊化疗病区）

（一）轮转目的：通过临床实践掌握肿瘤内科临床基本知识和基本技能，书写大病历要求能准确询问并记录病史，准确观察病人病情变化，进行全面体格检查。了解肿瘤病人的临床特点，掌握常见肿瘤的诊断、治疗原则，常用抗癌药的作用机制及毒副作用，放疗、化疗并发症的诊断和处理。

1. 要求掌握

（1）临床常见肿瘤如肺癌、乳腺癌、消化道肿瘤、泌尿系肿瘤常规诊断与治疗规范。

（2）常见肿瘤的标准化疗方案临床应用的适应证与禁忌证。

（3）各种肿瘤内科药物临床使用毒副反应的处理。

（4）肿瘤内科基本诊疗操作技术。

（5）肿瘤临床常见急症的诊断与处理。

2. 要求熟悉

（1）癌性疼痛的概念、评估方法及治疗原则，了解疼痛介入治疗方法的临床应用。

（2）临床常见肿瘤个体化治疗原则。

（3）常用靶向药物的使用原则。

3. 要求了解：临床中各种生活质量量表的特点与使用方法。

（二）基本标准

1. 学习病种及例数要求

病种	数量	病种	数量
肺癌	10~15 例	恶性淋巴瘤	1~5 例
乳腺癌	5~10 例	泌尿系统肿瘤	1~5 例
胃癌、结直肠癌	1~5 例	其他系统肿瘤	1~5 例

书写大病历 4~5 份，病历书写及时合格。

操作：腹腔穿刺：4 例

深静脉穿刺：4例
　　胸腔穿刺：4例
　　骨髓穿刺：4例
　2. 基本技能要求：正确采集病史、熟悉临床常见肿瘤的病变特点；熟练掌握临床常见肿瘤分期检查的方法和意义；掌握无菌原则；掌握基本穿刺技术如胸腔穿刺、腹腔穿刺、骨髓穿刺及活检、腰椎穿刺、深静脉穿刺等。

放疗科
（一）轮转目的：通过放疗理论学习和临床实践掌握放疗科常见疾病的治疗原则。
1. 要求掌握
（1）掌握常见毒性的处理、疗效的评价。
（2）常见肿瘤的综合治疗和放射治疗的适应证及放疗副反应的处理。
（3）掌握常见肿瘤急症的处理原则。
（4）掌握放疗住院病历的书写。
2. 要求熟悉
（1）放射治疗的基本原理和一般原则。
（2）处理放疗的急性反应。
（二）基本标准
1. 学习病种及例数要求

病种	数量	病种	数量
胸部肿瘤	4～6例	乳腺肿瘤	4～6例
消化道肿瘤	4～6例	头颈部肿瘤	2～4例
淋巴血液系统肿瘤	4～6例	妇科肿瘤	2～4例

　操作：常见肿瘤的放射野设计及实施治疗：10例。
　书写大病历4～5份，病历书写及时合格。
2. 基本技能要求
（1）掌握常见肿瘤放疗放射野设计。
（2）掌握放疗住院病历的书写。

病理科
（一）轮转目的：通过病理科理论学习和临床实践掌握常规病理技术，各种常见实体瘤病理特点及其鉴别诊断。
1. 要求掌握常见实体瘤病理特征及诊断要点。
（1）良性与恶性肿瘤病理特征的主要区别。
（2）掌握常见肿瘤组织学表现（乳腺癌、肺癌、胃癌、大肠癌）。
2. 要求熟悉
（1）病理诊断在肿瘤诊断中的意义和作用。

(2) 肿瘤大体标本观察，特征描述。
(3) 熟悉常见肿瘤病理镜下表现及免疫组化鉴别要点。
（二）基本标准
1. 学习病种及例数要求

病种	数量	病种	数量
乳腺癌	8～10 例	胃癌	8～10 例
肺癌	8～10 例	大肠癌	8～10 例

操作：肿瘤大体标本取材：30～40 例
2. 基本技能要求
(1) 掌握常见肿瘤组织学特点。
(2) 掌握常规病理科检查方法。

大内科培训内容与要求
参见内科住院医师第一阶段相关科室培训细则。

第二阶段

一、培训目标

通过系统的培训，使被培训者在规定的时间内完成所列培训内容，达到肿瘤内科主治医师水平，具有一定的病房管理经验，正确处理肿瘤内科常见疾病的能力，具有一定的教学和科研能力。

二、培训方法

肿瘤内科专科医师培训第二阶段主要在肿瘤内科进行，继续巩固第一阶段掌握的理论知识和临床实践经验。承担教学任务和住院总医师的工作。理论培训内容为自学与授课两种形式相结合，以自学为主，受培训者的授课内容采取学分制记录。能够经常阅读中、外文专业期刊，参加国内外肿瘤学术会议和院内临床病例讨论会。

轮转科室	时间（月）	轮转科室	时间（月）
胸部肿瘤内科#	4	综合肿瘤内科（门诊化疗病区）	2
消化肿瘤内科#	4	影像科	1
淋巴血液肿瘤内科#	4	住院总医师	6
乳腺肿瘤内科#	4	机动	3
肾癌黑色素瘤科#	4		

注：#科室任选三个科室进行轮训，机动时间根据肿瘤大内科工作要求、结合接受培训医生的需求来安排。

三、培训内容与要求

胸部肿瘤内科

（一）轮转目的：巩固第一阶段所学知识及临床经验，熟练诊治本科常见病及多发病，并能够逐步对疑难病及常见肿瘤急症作出初步诊断及处理意见。

（1）全面掌握胸部常见肿瘤的诊断、病理分型、分期、治疗及预后判断；掌握小细胞肺癌、非小细胞肺癌、恶性胸膜间皮瘤、恶性胸腺瘤、类癌以及不典型类癌的诊断治疗原则；了解肺癌多学科综合治理模式以及肺癌治疗新进展。

（2）掌握恶性胸水的诊断、鉴别诊断及治疗。

（3）掌握目前常用肺癌靶向治疗的作用机制、不良反应的处理，了解靶向治疗新进展。

（4）肺癌常见并发症的处理：上腔静脉综合征、稀释性低钠血症、高钙血症等。

（二）基本标准

1. 学习病种及例数要求

病种	数量	病种	数量
小细胞肺癌	10~15 例	恶性胸膜间皮瘤	2~4 例
非小细胞肺癌	10~15 例	恶性胸腺瘤	2~4 例

掌握胸腔化疗、鞘内注射的操作方法及并发症的预防与处理（10~15 例）。

2. 教学工作：负责院内会诊，组织业务学习、病例讨论、危重病人抢救，负责检查、修改病历；指导实习医师、进修医师临床工作（病历修改、病例讨论、完成病程记录、指导临床技术操作等）。

3. 理论学习：在巩固第一阶段理论知识的基础上，深入系统地学习肿瘤学、肿瘤化疗的有关专著，学习免疫学、分子生物学，阅读肿瘤相关刊物。了解肿瘤药物的作用机制和耐药机制，了解肿瘤化疗及靶向治疗的新进展。

消化肿瘤内科

（一）轮转目的：巩固第一阶段所学知识及临床经验，熟练诊治本科常见病及多发病，并能够逐步对疑难病及常见肿瘤急症作出初步诊断及处理意见。

（1）全面掌握消化系统常见肿瘤的诊断、病理分型、分期、治疗及预后判断；重点掌握胃癌、结直肠癌、胰腺癌、肝癌、食管癌、胃肠道间质瘤等不同疾病分期的处理原则，与其他学科的协作及综合治疗模式。

（2）掌握恶性胸腹水、骨转移癌的判断分析及胸腹腔化疗的原则及并发症处理。

（3）掌握消化系统肿瘤内镜下诊断和治疗的原则及并发症的预防与处理。

（4）掌握目前靶向治疗的作用机制、不良反应的处理，了解靶向治疗新进展。

（5）熟悉原发不明癌的诊治思路及程序。

(6) 了解临床研究的必要性、伦理学要求及基本过程。

(二) 基本标准

1. 学习病种及例数要求

病种	数量	病种	数量
胃癌	15~20 例	胰腺癌	1~5 例
结直肠癌	15~20 例	肝癌	1~5 例
食管癌	5~10 例	其他消化系统肿瘤	1~5 例

腹腔穿刺与化疗：10~15 例；深静脉穿刺、置管与 FU 持续静脉注射化疗：15~25 例。

2. 教学工作：指导实习医师、进修医师进行临床工作（病历修改、病例讨论、完成病程记录、指导临床技术操作等）。在上级医生带领下参与病房管理，负责院内会诊，组织业务学习及查房，病例讨论、危重病人抢救，负责检查、修改病历。

3. 理论学习：在巩固第一阶段理论知识的基础上，深入系统地学习肿瘤学、肿瘤化疗的有关专著，学习免疫学、分子生物学，阅读肿瘤相关刊物。了解肿瘤药物的作用机制和耐药机制，了解肿瘤化疗及靶向治疗的新进展。

淋巴血液肿瘤内科

(一) 轮转目的：巩固第一阶段所学知识及临床经验，熟练诊治本科常见病及多发病，并能够逐步对疑难病及常见肿瘤急症作出初步诊断及处理意见。

(1) 全面掌握淋巴血液系统常见肿瘤如淋巴瘤、白血病、多发性骨髓瘤的诊断、病理分型、分期、治疗及预后判断；掌握特殊部位淋巴瘤的处理原则，如胃肠道原发淋巴瘤的多学科协作处理。

(2) 掌握淋巴瘤合并症：如上消化道出血、便血、咯血、上腔静脉压迫综合征、肝昏迷、水电酸碱平衡失调、高钙血症、深静脉血栓、呼吸衰竭、心力衰竭、心律失常、急性肾衰竭、ARDS、DIC、血小板减少等原发病因、诊断及处理。掌握成分输血的指征及各种输血反应的处理。

(3) 掌握目前靶向治疗的作用机制、不良反应的处理，了解靶向治疗新进展。

(4) 掌握造血干细胞移植的基本原理及方法。

(5) 了解各种贫血的临床表现、发病原因、实验室检查、诊断及鉴别诊断。

(二) 基本标准

1. 学习病种及例数要求

病种	数量	病种	数量
霍奇金淋巴瘤	5~10 例	急慢性淋巴细胞白血病	2~5 例
非霍奇金淋巴瘤	20~30 例	多发性骨髓瘤	1~2 例

骨髓穿刺活检：10~15 例

腰椎穿刺及鞘注：10～15 例

2. 教学工作：负责院内会诊，组织业务学习、病例讨论、危重病人抢救，负责检查、修改病历；指导实习医师、进修医师临床工作（病历修改、病例讨论、完成病程记录、指导临床技术操作等）。

3. 理论学习：在巩固第一阶段理论知识的基础上，深入系统地学习肿瘤学、肿瘤化疗的有关专著，学习免疫学、分子生物学，阅读肿瘤相关刊物。了解肿瘤药物的作用机制和耐药机制，了解肿瘤化疗、靶向治疗及干细胞移植的新进展。

乳腺肿瘤内科

（一）轮转目的：巩固第一阶段所学知识及临床经验，熟练诊治本科常见病及多发病，并能够逐步对疑难病及常见肿瘤急症作出初步诊断及处理意见。

（1）全面掌握乳腺肿瘤的诊断、病理分型、分期、治疗，高危因素及预后判断；特殊部位转移的处理原则，如胸腔、腹腔、心包积液的常规处理及常见治疗方法，骨、脑、肝、卵巢等转移部位的多学科协作治疗。

（2）掌握高危乳腺癌的干细胞相关治疗。

（3）树突状细胞等生物免疫治疗的原则及方法。

（4）掌握目前靶向治疗的作用机制、不良反应的处理，了解靶向治疗新进展。

（二）基本标准

1. 学习病种及例数要求：管理乳腺癌病例 25～35 例，按时完成病历，书写规范。掌握胸腹腔化疗、DC 细胞的操作方法及并发症的预防与处理。

2. 教学工作：负责院内会诊，组织业务学习、病例讨论、危重病人抢救，负责检查、修改病历；指导实习医师、进修医师临床工作（病历修改、病例讨论、完成病程记录、指导临床技术操作等）。

3. 理论学习：在巩固第一阶段理论知识的基础上，深入系统地学习肿瘤学、肿瘤化疗的有关专著，学习免疫学、分子生物学，阅读肿瘤相关刊物。了解肿瘤药物的作用机制和耐药机制，了解肿瘤化疗、靶向治疗及乳腺癌干细胞相关的新进展。

肾癌黑色素瘤科

（一）轮转目的：巩固第一阶段所学知识及临床经验，熟练诊治本科常见病及多发病，并能够逐步对疑难病及常见肿瘤急症作出初步诊断及处理意见。

（1）全面掌握泌尿系统、皮肤常见肿瘤的诊断、病理分型、分期、治疗及预后判断；掌握肾癌、黑色素瘤特殊部位转移的处理原则，如肝、脑、皮肤转移的多学科协作处理，恶性胸腹水、骨转移癌的判断分析及治疗。

（2）掌握细胞过继免疫治疗与肿瘤疫苗等基础免疫治疗的治疗原则及方法。

（3）掌握目前靶向治疗的作用机制、不良反应的处理，了解靶向治疗新进展。

（二）基本标准

1. 学习病种及例数要求

病种	数量	病种	数量
肾癌	15~20例	移行细胞癌	1~2例
黑色素瘤	15~20例	前列腺癌	1~2例

掌握胸腹腔化疗、B超引导下瘤内DC细胞注射的操作方法及并发症的预防与处理。

2. 教学工作：负责院内会诊，组织业务学习、病例讨论、危重病人抢救，负责检查、修改病历；指导实习医师、进修医师临床工作（病历修改、病例讨论、完成病程记录、指导临床技术操作等）。

3. 理论学习：在巩固第一阶段理论知识的基础上，深入系统地学习肿瘤学、肿瘤化疗的有关专著，学习免疫学、分子生物学，阅读肿瘤相关刊物。了解肿瘤药物的作用机制和耐药机制，了解肿瘤化疗及靶向治疗的新进展。

综合肿瘤内科（门诊化疗病区）

（一）轮转目的：巩固第一阶段所掌握的知识及临床技能，熟练诊治肿瘤内科常见病及多发病，并能够逐步对复杂、疑难病作出初步诊断及处理意见。独立处理常见肿瘤急症。

（1）全面掌握临床常见肿瘤的诊断、病理分型、分期、治疗及预后判断；重点掌握常见肿瘤的个体化治疗原则及临床应用。

（2）掌握目前主要靶向治疗药物的作用机制、不良反应的处理，了解靶向治疗新进展。

（3）熟练进行癌痛的诊断与处理。

（4）熟练掌握肿瘤急症的诊治原则、流程、临床应用。

（5）掌握各种生活质量量表的特点与使用方法。

（6）掌握肿瘤化疗并发感染的诊断与治疗及抗生素的合理应用。

（二）基本标准

1. 学习病种及例数要求

病种	数量	病种	数量
肺癌	10~15例	恶性淋巴瘤	1~5例
乳腺癌	5~10例	泌尿系统肿瘤	1~5例
胃癌、结直肠癌	1~5例	其他系统肿瘤	1~5例

2. 教学工作：指导实习医师、进修医师进行临床工作（病历修改、病例讨论、完成病程记录、指导临床技术操作等）。在上级医生带领下参与病房管理，负责院内会诊，组织业务学习及查房、病例讨论、危重病人抢救，负责检查、修改病历。

3. 理论学习：在巩固第一阶段理论知识的基础上，深入系统地学习肿瘤学、肿瘤化疗的有关专著，阅读肿瘤相关刊物。了解肿瘤药物的作用机制和耐药机制，了解肿瘤化疗及靶向治疗的新进展，了解生活质量在临床肿瘤治疗中的评价意义及目前提高肿瘤患者生活质量的相关手段及方法。

影像科

（一）轮转目的：通过影像科理论学习和临床实践掌握各部位断层解剖，熟悉常见肿瘤影像学表现。

1. 要求掌握各种影像学检查的成像原理

(1) 掌握各部位断层解剖。

(2) 掌握常见肿瘤影像学表现。

2. 要求熟悉：熟悉普通X线、胃肠造影、CT、MRI及超声的基本检查方法和对常见肿瘤的诊断能力。

（二）基本标准

1. 学习病种及例数要求

病种	数量	病种	数量
肺癌	10～20例	胰腺癌	10～20例
食管癌	10～20例	肾癌	10～20例
乳腺癌	10～20例	卵巢癌	8～10例
胃癌	10～20例	宫颈癌	8～10例
直肠癌	10～20例	鼻咽癌	8～10例
肝癌	10～20例	淋巴瘤	10～20例
胆管癌	10～20例		

操作：诊断报告：30～40例

2. 基本技能要求

(1) 掌握影像学基本检查方法。

(2) 掌握书写诊断报告要点。

肿瘤外科培训细则

第一阶段（第1~3年）

此阶段为肿瘤外科专业的临床基础训练。通过主要科室轮转，参加临床工作，严格基本训练，掌握综合外科及本学科基础理论和技能，完成一定数量病种、手术例数及日常工作，训练其严格的科学作风。

一、轮转科室及时间安排

综合外科专业		肿瘤外科专业	
普通外科	9个月	胸部肿瘤外科	3个月
泌尿外科	3个月	麻醉科＋SICU	3个月
骨科	3个月	肿瘤病理	3个月
门诊、急诊	3个月	乳腺中心	2个月
		普瘤（胃肠）	2个月
		普瘤（肝胆）	2个月
		放疗科	3个月

二、培训内容与要求

（一）普通外科（9个月）

1. 要求

（1）掌握普通外科基础知识及基本理论。

（2）掌握普通外科各种常见病、多发病的发病机制、临床特点、诊断与鉴别诊断要点、治疗原则以及随访规范；熟悉外科基本用药；能够正确地询问病史及采集病历、规范书写外科病历，能够诊治和处理外科门诊、急诊的常见病。

（3）熟悉普通外科常用的各种辅助检查手段，了解其选用原则和结果分析。

（4）熟练掌握切开、显露、缝合、结扎、止血等外科手术操作技术，熟练掌握换药、导尿、中心静脉压力测量等外科临床操作技术，了解某些特殊诊疗方法和技术，如中心静脉穿刺置管、外周静脉穿刺、针吸活检、腹腔穿刺等。

（5）较熟练地掌握并能够完成阑尾切除术、腹股沟疝修补术等手术。

（6）了解普通外科少见病和罕见病的临床特点、诊断、鉴别诊断及治疗原则；了解器官移植进展状况、腹腔镜手术基本理论；了解普通外科专业领域中肿瘤放疗和化疗的基本知识；了解普通外科危重病人的抢救原则。

2. 必须完成的工作量及操作

(1) 书写大病历不少于15份。

(2) 参与诊治下列病种：（*者依实际情况，不作硬性规定。）

疾病类别	例数	疾病类别	例数
痈*	1～2例	乳腺癌	5～10例
急性蜂窝织炎或丹毒	3～5例	腹外疝	5～10例
急性乳腺炎	3～5例	胃肠道肿瘤	5～10例
静脉炎	3～5例	肠梗阻	5～10例
破伤风*	1～2例	急性阑尾炎	5～10例
脓肿	3～5例	内、外痔	5～10例
全身急性化脓性感染	1～2例	肛瘘、肛乳头炎、肛门周围感染*	5例
体表肿瘤	20例	肝胆胰肿瘤	3～5例
甲状腺瘤或结节性甲状腺肿	5～10例	胆囊结石	5～10例
乳腺增生症	10例	大隐静脉曲张	3～5例

(3) 在上级医师指导下完成下列手术：

手术类别	例数	手术类别	例数
疝修补术	5例	体表肿物切除	10例
阑尾切除手术	5例	大隐静脉曲张手术	3～5例

(4) 参加下列手术：

手术类别	例数	手术类别	例数
甲状腺手术	5～10例	胃大部切除术	3～5例
结肠切除术	3～5例	肠梗阻手术	3～5例
乳腺癌手术	3～5例	胆总管探查术（含胆管空肠吻合术）	3～5例
胆囊切除术	5～10例	肝胆胰肿瘤根治性手术	3～5例

(二) 骨科 (3个月)

1. 要求

(1) 熟悉并掌握骨科常用的检查法及常用的治疗技术。

(2) 熟悉骨科常见病的诊断和处理原则。

(3) 学会以创伤、骨折和脱位为主的常用治疗方法及手术操作。

(4) 经培训后，在上级医师指导下，能承担一般创伤急诊工作。

2. 必须完成工作量及操作

(1) 书写骨科病历7～10份，其中大病历不少于3份。

(2) 熟悉与骨科有关的影像学及实验室检查方法。

(3) 熟悉骨科检查法，其中应能一般掌握骨折与脱位、腰椎间盘突出症、颈椎病、关节炎、骨肿瘤的骨科检查法。

(4) 参加手外伤急诊手术 2~4 例次。

(5) 参加骨折、脱位的处理或手术 2~4 例次。

(6) 参加腰椎或颈椎手术 1~2 例次，人工关节置换术 2~5 例次。

(7) 学会石膏、牵引的具体操作，并掌握其并发症的预防及处理原则。

(8) 熟悉清创术，学会开放伤口闭合的原则。

(三) 泌尿外科 (3 个月)

1. 要求

(1) 了解泌尿外科基础知识，重点熟悉泌尿男性生殖系统感染、结核、结石、梗阻、创伤及肿瘤的基本理论。

(2) 熟悉泌尿外科专业病史的正确询问与采集、分析及病历的正确书写。熟悉泌尿外科常见病、多发病的病因、诊断、鉴别诊断及治疗原则。

(3) 熟悉泌尿外科急诊常见病（例如肾绞痛、急性尿潴留及泌尿生殖系统损伤）的诊断、鉴别诊断及处理。

(4) 熟悉泌尿外科各种导管（例如各种囊腔导尿管、膀胱及肾造瘘管、D-J 支架引流管及各种伤口引流管）的用途及具体用法。

(5) 熟悉泌尿外科常用诊治方法，例如膀胱残余尿量的测定，前列腺液的采取与镜检，各种医学影像学检查（含泌尿系平片、造影片、CT、MRI、B 超及核素检查等）及膀胱穿刺造瘘术等；了解本专业某些特殊诊治方法，例如金属探条及丝状探子扩张尿道、前列腺针吸细胞学及穿刺活检、尿动力学检查、膀胱镜检查、CT 检查及 MRI 检查等。

(6) 在泌尿外科上级医师的指导下，能完成要求担任术者的手术。

(7) 了解腔内泌尿外科（例如各种 TUR 手术、腔内热疗的原理与方法、经皮肾镜手术、输尿管肾镜手术及腹腔镜手术等），体外冲击波碎石（ESWL）。

(8) 了解男科学的诊治及进展情况。

2. 必须完成工作量及操作

(1) 书写一般住院志不少于 10 份。

(2) 诊治下列病种：泌尿生殖系炎症 7 例，睾丸鞘膜积液 2 例，前列腺增生症 4 例，隐睾 1 例，精索静脉曲张 2 例，先天性尿道下裂 1 例，肾结核 1 例，尿路结石 6 例，膀胱癌 2 例，肾肿瘤 2 例，前列腺癌 1 例，尿道狭窄 1 例，肾上腺疾病 1 例，男子性功能障碍 2 例。

(3) 担任术者手术 6 例次，包括：膀胱造瘘术 1 例次，精索静脉高位结扎术 1 例次，睾丸鞘膜翻转术 1 例次，膀胱或输尿管切开取石术 1 例次，睾丸切除术 1 例次。

(4) 担任助手手术 10 次，包括：肾切除术 3 例次，肾或输尿管切开取石术 2 例次，耻骨上经膀胱前列腺摘除术 1 例次，尿道狭窄手术 1 例次，腔内泌尿外科手术 2 例次。

（四）乳腺中心（2个月）

1. 要求

（1）掌握乳腺外科基础知识及理论。

（2）能正确询问、采集、检查、书写乳腺外科病历。

（3）熟悉乳腺常见疾病的诊断方法及操作技术，如针吸细胞学检查、穿刺活检、导管镜检查。

（4）熟悉常见乳腺疾病的诊断与处理原则，在上级医师指导下，参与诊断、处理常见乳腺疾病的诊治。

（5）掌握乳腺癌手术治疗原理及综合治疗意义。

（6）了解乳腺癌化疗、内分泌治疗、放疗的原理、适应证及毒副作用，了解常用化疗方案和内分泌药物。

2. 需完成工作量及操作

（1）书写大病历不少于5份，及时完成一般病历书写。

（2）参与20例乳腺癌的综合诊治工作。

（3）完成或参加下列手术：乳腺肿物切除术或切除活检术10～20次（部分为保留乳房手术）；乳段切除术或乳腺单纯切除术1～2次；腋窝前哨淋巴结活检术5～10次，腋窝淋巴结清扫5～10次，改良根治术5～10次。

（五）普瘤（肝胆十胃肠）（4个月）

1. 要求

（1）掌握普瘤外科基础知识及理论。

（2）能正确询问、采集、检查、书写普瘤外科病历，并熟悉本专业常见肿瘤的诊断、处理；在上级医师指导下，参与诊断、处理本专业的疑难病例。

（3）熟悉普瘤外科常见病的诊断方法及操作技术，如针吸活检、腹腔穿刺等。

（4）掌握肿瘤外科的手术原则及综合治疗的意义。

（5）了解肿瘤的化疗原理、适应证、毒副作用及常用化疗方案。

2. 需完成工作量及操作

（1）书写大病历不少于8份以上，及时完成一般病历书写。

（2）参与诊治下列常见肿瘤：胃肠道肿瘤5例，肝癌3例，胰十二指肠肿瘤1例以上。

（3）完成或参加下列手术：体表肿物切除5～10次（手术者）；肠切除肠吻合或胃空肠吻合术1次（手术者）；参加胃癌根治术5次；参加直、结肠癌根治术5次，肝癌手术3次，胆管癌手术1～2次。

（六）胸部肿瘤外科（3个月）

1. 要求

（1）掌握胸部肿瘤外科常见病的有关理论知识、临床表现、检查方法、诊断、治疗原则以及手术适应证的选择。

(2) 胸腔生理学，肺、食管及纵隔的外科解剖学。
(3) 正确阅读胸部 X 线片并进行初步分析，了解内镜检查（食管镜、气管镜）、胸部肿瘤外科特殊检查法。
(4) 掌握开胸术、胸腔闭式引流术、胸腔穿刺术。

2. 必须完成工作量及操作
(1) 管理病人 5~10 例。
(2) 书写大病历 5 份，住院病历不少于 5 份。
(3) 收治病种：食管癌（贲门）癌 4~5 例，肺癌 4~5 例。
(4) 作为术者：胸腔穿刺术 5 次，胸腔闭式引流术 2~3 次，开胸术 2 次。
(5) 参加手术：食管、贲门癌手术 3~5 次，肺叶切除术 1~3 次，纵隔肿物手术 1~2 次，胸壁手术 1~2 次。

（七）麻醉科、外科重症监测治疗室（3 个月）

1. 麻醉科（2 个月）
(1) 要求
①了解麻醉学的基本理论、基本内容和工作任务。
②熟悉常用麻醉方法的实施和管理，常用监测技术及其临床应用，常见麻醉后合并症的处理原则。
③掌握各种麻醉的术前准备工作及心肺复苏术。
(2) 需完成的临床实践与操作
①在上级医师指导下，施行麻醉 40~50 例，并正确书写麻醉记录和小结，其中包括椎管内麻醉（包括腰麻、硬膜外）20 例，普通气管内麻醉 10 例，其他麻醉 10~20 例。
②基本掌握心电图、血压、脉搏、呼吸和体况的无创监测技术，并在上级医师指导下施行深静脉穿刺 5 次。
③参加麻醉科学术活动 5 次。

2. 外科重症监测治疗室（SICU）（1 个月）
(1) 要求
①熟悉外科术后病人生理功能的改变，包括呼吸、循环及肝肾功能的改变，全身应激反应，水电解质及酸碱平衡失调等。
②基本掌握常用监测技术的适应证、操作技能及其临床应用。
③基本掌握呼吸治疗（包括氧治疗、胸部物理治疗和机械通气等）和循环支持治疗的适应证、基本方法以及常用药物的应用。
(2) 需完成的临床实践与操作
①参加管理重病人 5~8 例，并按时完成病历书写记录。
②参加每天的查房及 SICU 的各种学术活动（包括小讲课、病例讨论等）。

(八)肿瘤病理(3个月)

1. 要求:通过3个月的学习,了解病理诊断在肿瘤诊断中的意义和作用,了解肿瘤病变的主要病理特征,良、恶性肿瘤病理特征的主要区别(包括大体的和组织学的)。了解并初步掌握常规病理技术,某些新技术及细胞学检查取材和诊断知识与技术。

2. 需完成工作量及操作

(1) 学习内容及安排:肿瘤的大体观察,大体特征描述,标本的处理、取材;参加30~40个标本的检查、处理、取材;病理标本制备、操作步骤、常规病理技术;参加实际操作7~10天。

(2) 实习内容及安排:良、恶性肿瘤的主要病理学表现、区别,参加值班2周;常见肿瘤(乳腺癌、肺癌、胃癌、大肠癌等)的主要组织学表现,在病理医师指导下,每种肿瘤观察学习10例左右。癌(鳞癌、腺癌)及肉瘤的组织学表现、区别。

(九)放疗科(3个月)

通过3个月的学习,初步了解放射治疗的基本原理和一般原则,了解常见肿瘤的综合治疗和放射治疗的适应证,初步掌握常见肿瘤(肺癌、淋巴瘤、鼻咽癌、食管癌)的放射治疗。具体实施方案:

1. 具体安排:放疗主治医师带教,病房管理病人,科内听课。
2. 临床理论知识:结合临床病例选读"肿瘤放射治疗学"相关章节。
3. 临床技能培训

(1) 掌握放疗住院病历的正确书写,完成10份放疗大病历的书写。
(2) 接诊常见肿瘤患者,正确掌握常见肿瘤放射治疗常规,管理放疗病床4张。
(3) 完成10例常见肿瘤的放射野设计及实施治疗,处理放疗的急性反应。

第二阶段(第4~5年)

一、轮转科室及时间安排

轮转科室	时间(月)	轮转科室	时间(月)
放射诊断	2	头颈部肿瘤、胸瘤或骨肿瘤(根据专业选择)	3
超声科	2	专科培训	3
内镜中心	2	住院总医师	12

二、培训内容与要求

(一)放射诊断(2个月)

1. 基本要求:基本掌握各部位断层解剖;熟悉常见肿瘤的影像表现;熟悉普通X

线、胃肠造影、CT、MRI及超声的基本检查方法和对常见肿瘤的诊断能力。

2. 病种要求：肺癌、乳腺癌、食管癌、胃癌、直肠癌、肝癌、胆管癌、胰腺癌、肾癌、卵巢癌、宫颈癌、鼻咽癌、淋巴瘤等。

3. 诊断报告工作量要求：普放（含乳腺X线）30例，胃肠造影10例，CT 120例，MRI 10例。

（二）超声科（2个月）

初步了解超声波诊断的基本原理和方法、适应证、临床用途及其局限性。

总论（超声成像原理、仪器和检查法、超声诊断特点），临床应用（适应证、主要器官超声解剖学、超声表现、诊断与鉴别诊断、临床意义），重点腹部、血管和小器官、心脏、妇产科常见疾病。

（三）内镜中心（2个月）

初步了解内镜和超声内镜诊断的基本原理和方法、适应证、临床用途，常见消化道、呼吸道疾病的内镜下表现、诊断与鉴别诊断。掌握常见呼吸道、消化道肿瘤的内镜检查、活检和简单的内镜下治疗技术。

（四）头颈部肿瘤（3个月）

1. 要求

（1）了解头颈部的一般解剖结构，掌握头颈部常见良恶性肿瘤（如喉癌、鼻咽癌、甲状腺癌、腮腺混合瘤、颈部肿物等）的临床表现及治疗原则。

（2）了解头颈部肿瘤的诊断方法，掌握简单的基本操作，如间接喉镜的应用，气管切开术，头颈部活检术等。

（3）了解头颈部肿瘤常用的辅助诊断方法，正确阅读颈部X片及CT片。

（4）能正确询问、采集、检查、书写头颈部常见肿瘤外科病历。

（5）能够独立完成甲状腺，颌下腺良性肿瘤的切除，口腔、鼻腔、颈部的活检术，颈部囊肿的摘除术。

2. 需完成工作量及操作

（1）掌握以下基本操作方法：掌握鼻咽、鼻、喉及鼻旁窦的检查方法；独立完成气管切开1~2例，头颈部活检术4~5例。

（2）完成头颈部常见肿瘤病历书写10~15份。

（3）完成下列手术

①在上级医师指导下，担任手术者完成下列手术：甲状腺良性肿瘤切除术2~3例，颌下腺肿瘤切除术1~2例，头颈部囊肿切除2~3例。

②参加下列手术：腮腺肿瘤、腮腺浅叶切除术面神经解剖1~2例以上，甲状腺癌联合根治术、经典根治性颈淋巴结清扫术及改良根治性颈淋巴结清扫术1~2例，全喉及部分喉切除术2~3例，上颌骨切除术1例，舌癌联合根治术1例。

(五) 胸瘤 (3个月)

1. 要求：胸外科常见病的有关理论知识、诊断技术和基本操作；能独立完成胸外科常见病的临床诊断、鉴别诊断及正确处理；正确阅读胸部X线片和CT片；胸外科手术前后处理，合并症处理，创伤抢救。

2. 手术要求

(1) 独立进行开胸探查术；在上级医师指导下进行肺部肿瘤局部楔形切除术、胸壁结核病灶清除术、胸壁肿物切除术。

(2) 协助上级医师进行食管癌、贲门癌根治术，肺叶切除或全肺切除，纵隔肿物切除，支气管袖状切除成形术等。

(3) 参加上段食管癌胸腹颈三切口、胃食管颈部吻合术、贲门癌扩大根治全胃切除术、支气管隆突切除成形术等较复杂手术。

(六) 骨肿瘤 (3个月)

要求：掌握骨与软组织常见肿瘤的诊断、鉴别诊断及治疗原则；熟悉常用的影像学检查方法，如X线检查、CT、MRI、超声、核医学等；了解骨科常见骨与软组织肿瘤的影像学表现。

(七) 乳腺专业第二阶段培训要求

1. 掌握乳腺外科疾病的诊断、鉴别诊断及治疗原则，建立乳腺癌规范性综合治疗观念，熟悉乳腺癌疑难病例（包括会诊）的处理原则。

2. 正确掌握乳腺外科基本手术的适应证、操作要点、手术前后处理及合并症的防治。

3. 能独立进行穿刺活检术（包括超声引导下者）、乳腺肿物切除活检术、肿物切除术（含保留乳房治疗者）、乳段切除术、单纯乳腺切除术、腋窝前哨淋巴结活检术。能够在上级医师指导下作为术者完成改良根治术。

4. 掌握乳腺癌化疗和内分泌治疗的原理、适应证、合理用药及其毒副作用，熟悉常用的新辅助化疗方案、辅助化疗方案和内分泌治疗方法。

5. 能够在上级医师指导下合理应用常用化疗方案和内分泌治疗药物。

6. 任住院总医师期间协助科主任实施科室行政业务管理工作，安排一定的门诊和病房工作，承担专科院内会诊，带领下级医师查房等。组织和参加疑难病例的讨论及危重病人的抢救。带教进修医师或低年住院医师完成一定的手术技术操作，包括切除活检、穿刺活检、复杂伤口换药等。

(八) 普瘤（胃肠、肝胆）专业第二阶段培训要求

1. 要求

(1) 掌握肿瘤外科疾病的诊断、鉴别诊断及治疗原则，熟悉肿瘤外科疑难病例（包括会诊）的处理原则。

(2) 熟悉肿瘤影像检查方法：X线检查、CT、核磁共振、超声、核医学、内镜、血管造影等，了解各种肿瘤的影像表现。

(3) 掌握肿瘤的化疗原理、适应证、合理用药及其毒副作用，熟悉常用的术后辅助化疗方案。

(4) 熟悉放疗设备、放射治疗的基本原理及临床应用，放疗适应证，放疗病历及总结的书写。了解放疗计划的制订、照射设计、照射剂量确定、放疗反应的处理及放疗与其他治疗手段的综合应用。

(5) 熟悉肿瘤病理学的基本理论，活检取材方法，冰冻切片诊断的临床应用，了解切片制作过程，常用肿瘤的病理诊断要点，病理报告及记录的书写，常用免疫组化检查的应用价值。

(6) 正确掌握肿瘤外科典型手术的适应证、操作要点及手术前后的处理，熟悉肿瘤外科较大型复杂手术的适应证、操作原则、手术前后处理及合并症的防治。

(7) 能独立进行各种体表肿瘤切除、肠切除吻合、胃空肠吻合、胆囊空肠吻合、卵巢良性肿瘤切除、各种胃肠造口等。

2. 需完成操作

(1) 在上级医师指导下，完成下列手术并担任手术者（1次以上）：根治性胃大部切除术、结肠癌根治术、直肠癌根治术、软组织肉瘤根治术、肝部分切除术。

(2) 担任以下手术第一助手（1次以上）：胰、十二指肠切除或胆管癌根治术。

（九）头颈专业研究生第二阶段培训要求

1. 要求

(1) 掌握头颈部的一般解剖结构及头颈部常见良恶性肿瘤的临床表现及治疗原则。

(2) 掌握头颈部肿瘤的诊断方法（如纤维喉镜、鼻咽镜检查及活检、喉间接镜及喉活检）。

(3) 能正确阅读头颈部X线片及CT片。

(4) 能正确询问、采集、检查、书写头颈部肿瘤外科病历。

(5) 能够独立完成气管切开术、颈部活检术及早期甲状腺、颌下腺良恶性肿瘤的切除，颈部囊肿的摘除术等。

2. 需完成工作量及操作

(1) 掌握鼻咽、鼻、喉及鼻旁窦的检查确诊方法；独立完成气管切开术5～6例，头颈部活检术10～15例。

(2) 完成下列手术

①担任手术者完成下列手术：甲状腺良恶性肿瘤切除术2～3例，颌下腺良恶性肿瘤切除术1～2例，头颈部良性肿瘤2～3例，单纯经典颈清扫术1例以上。

②作为第一助手，完成下列手术：腮腺肿瘤、腮腺浅叶切除术面神经解剖2例以上，甲状腺癌联合根治术、改良根治性颈淋巴结清扫术、全喉及部分喉切除术各2～3例。

③参加下列手术：上颌骨切除术、舌癌联合根治术、颈部大型缺损转移皮瓣修复、

喉咽癌联合根治术、鼻侧切开术、颈段食管癌切除上消化道重建术各1例以上。

(十) 胸外科专业第二阶段培训要求

1. 要求：熟练掌握胸外科常见病的有关理论知识、诊断技术和基本操作；能独立完成胸外科常见病的临床诊断、鉴别诊断及正确处理；纤维支气管镜、食管镜检查操作技术；能熟练、正确阅读胸部X线片和CT片；胸外科手术前后处理，合并症处理，创伤抢救。

2. 要求掌握的手术

(1) 独立进行开胸探查术、肺部肿瘤局部楔形切除术、胸壁结核病灶清除术；在上级医师指导下进行食管肌层切开术、胸壁肿物切除术、简单的纵隔肿物切除术。

(2) 协助上级医师进行食管癌、贲门癌根治术，肺叶切除或全肺切除，纵隔肿物切除，支气管袖状切除成形术等。

(3) 参加上段食管癌胸腹颈三切口、胃食管颈部吻合术，贲门癌扩大根治全胃切除术、支气管隆突切除成形术等较复杂手术。

(4) 指导轮转科医生进行胸腔穿刺、胸腔闭式引流等操作。

3. 要求完成下列手术

(1) 作为术者完成：胸腔闭式引流术20次，开胸探查术10次，胸壁肿物切除术1~2次，胸部肿物局部楔形切除术1~2次。

(2) 在上级医师协助下作为术者完成：贲门癌切除胃食管弓下吻合术、纵隔肿物切除术、肺叶切除术。

(3) 作为第一助手完成：食管癌切除弓上或弓下胃食管吻合术10~15次，全肺切除术1~2次，贲门癌切除胃食管吻合术10~15次，纵隔肿物切除术3~4次，肺叶切除术5~8次，心包部分切除术1~2次。

(十一) 骨肿瘤专业第二阶段培训要求

1. 要求：掌握骨与软组织常见肿瘤的有关理论知识、诊断技术和基本操作；能独立完成常见疾病的诊断、鉴别诊断及治疗原则；正确阅读X线片、CT片、MRI片；骨与软组织肿瘤手术前后处理，合并症处理；熟悉骨转移瘤的处理原则；了解四肢恶性肿瘤常用的保肢方法和重建方法；熟悉常用的化疗方案，常用化疗药物的作用机制、毒副作用及适应证。

2. 要求掌握的手术：独立进行浅表四肢良恶性软组织肿瘤切除/扩大切除术、游离植皮术；在上级医师指导下行小型局部皮瓣转移术、腹股沟淋巴结清扫术、截肢/截指术；协助上级医师进行髂血管旁淋巴清扫术、人工关节置换术、大型皮瓣转移修复术、脊柱内固定等手术；指导轮转科医生进行肿瘤穿刺活检、骨折石膏固定、牵引固定等操作。

3. 要求完成下列手术

(1) 作为术者完成：软组织良性肿瘤、浅表软组织恶性肿瘤、游离植皮。

(2) 在上级医师的指导下，完成下列手术：软组织恶性肿瘤扩大切除术、骨良性肿瘤刮除植骨、腹股沟淋巴结清扫、截肢或截指术、小型局部转移皮瓣。

（3）参与完成的手术：恶性骨肿瘤瘤段切除、人工假体置换术、脊柱肿瘤切除内固定术、骨盆肿瘤切除术、肿瘤切除软组织重建术。

（十二）住院总医师（12个月）

此阶段侧重于手术能力训练，同时协助科主任实施科室行政业务管理工作，安排一定的门诊和病房工作，承担专科院内会诊，带领下级医师查房等。组织和参加疑难病例的讨论及危重病人的抢救。带教进修医师或低年住院医师完成一定的手术技术操作，包括锁骨下穿刺、复杂伤口换药等。

放疗科培训细则

第一阶段（3年）

一、培训目标

完成本科室和相关科室转科学习。系统学习肿瘤学总论和放射肿瘤学基础理论（包括临床肿瘤放射治疗学、放射生物学和放射物理学），掌握常见恶性肿瘤的诊断、综合治疗原则、放射治疗方法，掌握放疗急性反应的处置方法。专业外语：要求达到每小时笔译3500个印刷符号，能看懂肿瘤学相关英文资料。

二、轮转科室及时间安排（总计36个月）

放疗专业		肿瘤内科专业		普通内科专业	
头颈组	3个月	胸部肿瘤内科	2个月	心血管内科	4个月
胸组	3个月	淋巴血液肿瘤内科	2个月	消化内科	2个月
腹组	3个月	乳腺肿瘤内科	2个月	感染科（或呼吸内科）	2个月
综合组	3个月	肿瘤病理科	2个月		
物理与技术	2个月	医学影像	3个月		
门诊（乳腺）	3个月				

注：1. 综合组包括：妇科/淋巴瘤、软组织肿瘤、基因热疗等。
2. 放射物理与技术2个月分配：物理1个月，技术（包括模拟定位及加速器操作）1个月。
3. 转科次序：先放疗6个月，然后影像、病理、内科（包括肿瘤内科）轮转，最后再放疗科轮转。

三、培训内容与要求

1. 放疗专业培训要求
（1）书写常见肿瘤放疗住院病历30份。
（2）正确掌握常见肿瘤放射治疗诊疗常规，管理门诊患者（10人）或住院放疗病床6张。
（3）完成常见肿瘤：肺癌、食管癌、淋巴瘤、乳癌和头颈部癌各5例实施放疗。
（4）掌握放射生物学和放射物理学有关理论和技术在放疗临床的应用。
（5）掌握各种临床操作技术（包括胸腔穿刺、腹腔穿刺、骨髓穿刺、深静脉穿刺）。
（6）掌握放疗急性反应的处理方法。

2. 放射诊断科培训要求

(1) 基本要求：掌握各部位断层解剖；掌握常见肿瘤的影像表现；熟悉普通 X 线、胃肠造影、CT、MRI 的基本检查方法和对常见肿瘤的诊断能力。

(2) 病种要求：肺癌、乳腺癌、食管癌、胃癌、直肠癌、肝癌、胆管癌、胰腺癌、肾癌、卵巢癌、宫颈癌、鼻咽癌、淋巴瘤等。

(3) 诊断报告工作量要求：普放（含乳腺 X 线）80 例，胃肠造影 20 例，CT 100 例，MRI 30 例。

3. 肿瘤病理科转科要求

(1) 要求：通过 2 个月的学习，了解病理诊断在肿瘤诊断中的意义和作用，了解肿瘤病变的主要病理特征，良、恶性肿瘤病理特征的主要区别（包括大体的和组织学的）。了解并初步掌握常规病理技术、某些新技术及细胞学检查取材和诊断知识与技术。

(2) 需完成工作量及操作

①第一个月学习内容及安排：肿瘤的大体观察，大体特征描述，标本的处理、取材；参加 30～40 个标本的检查、处理、取材；病理标本制备、操作步骤、常规病理技术；参加实际操作 7～10 天。

②第二个月实习内容及安排：良、恶性肿瘤的主要病理学表现、区别，参加值班 2 周。常见肿瘤（乳腺癌、肺癌、胃癌、大肠癌等）的主要组织学表现，在病理医师指导下，每种肿瘤观察学习 10 例左右。癌（鳞癌、腺癌）及肉瘤的组织学表现、区别。新技术在肿瘤病理中的应用，免疫组化等，参加实际操作 2 周。

4. 普通内科转科要求

(1) 消化内科（2 个月）

①学习病种：反流性食管炎、食管癌、慢性胃炎、功能性消化不良、消化性溃疡、胃癌、结肠癌、急性胰腺炎、肝硬化、肝癌、肝性脑病、黄疸、上消化道出血、结核性腹膜炎、溃疡性结肠炎、克罗恩病。

②理论知识：掌握消化系统的解剖和生理生化功能、慢性胃炎的病因、消化性溃疡的发病机制；幽门螺杆菌与胃炎及溃疡病的关系；胃黏膜保护剂、组胺 H_2 受体阻滞剂和质子泵抑制剂的药理作用及临床应用；幽门螺杆菌感染的治疗；肝硬化的发病机制；肝性脑病、门脉高压的产生机制；腹水形成的原因及实验室检查特点、鉴别方法和处理。

③基本技能：掌握腹腔穿刺术、三腔管使用的适应证、禁忌证及常规操作方法。了解胃液分析及十二指肠引流、胃镜、乙状结肠镜、ERCP、肝穿刺活检的适应证、禁忌证及合并症；腹水浓缩回输；消化系统 X 线检查的适应证、禁忌证。

④工作量的要求：同内科学专业研究生第一阶段轮转本科要求的同时间间期的工作量。

(2) 心血管内科（4 个月）

①学习病种：要求掌握：充血性心力衰竭、常见心律失常、高血压病、冠心病（包括稳定型、不稳定型心绞痛及心肌梗死）、常见瓣膜病、心肌炎、心肌病、常见的心脏病急诊，如心脏骤停和阿斯综合征、急性左心衰竭、高血压危象、低钾或高钾所致心律

失常。要求了解：心包疾病、感染性心内膜炎、常见的先天性心脏病。

②理论知识：要求掌握：心血管系统解剖和生理，心律失常的发病机制和分类，上述各种疾病的发病机制、临床表现、诊断、鉴别诊断和处理，急性心肌梗死的诊断和处理。常见抗心律失常药物的分类、作用特点和临床应用，洋地黄类和其他正性肌力药物的作用机制和临床应用。要求了解：心脏传导系统的解剖和功能特点，心力衰竭的现代概念和处理，不稳定型心绞痛的分型和处理，心脏电生理的基本知识。

③基本技能：要求掌握：导联心电图操作，识别心电图中伪差与假象；常见典型心电图诊断（左右心室肥大、心房肥大、左右束支传导阻滞、心肌梗死、低血钾、高血钾、窦性心律失常、病窦综合征、逸搏心律、房室传导阻滞、各种早搏、室上性心动过速、心房颤动、室性心动过速、心室颤动）；中心静脉压测定、常见心脏病X线图像的诊断。要求了解：电复律术、心包穿刺术、临时心脏起搏术、常用的无创伤性心脏检查技术，如动态心电图、动态血压、超声心动图。

④工作量的要求：同内科学专业研究生第一阶段轮转本科要求的同时间间期的工作量。

(3) 呼吸内科（2个月）

①学习病种：掌握上呼吸道感染、急慢性支气管炎、阻塞性肺气肿、支气管哮喘、支气管扩张、细菌性肺炎、支原体肺炎、肺部真菌性感染、肺部良性肿瘤、肺间质纤维化、肺脓肿、肺结核、肺癌、结核性胸膜炎、气胸、咯血、呼吸衰竭。

②理论知识：掌握呼吸系统解剖和生理、肺功能测定、动脉血气分析、胸部X线检查、呼吸系统疾病主要症状和X线异常的鉴别诊断、治疗。

③基本技能：掌握结核菌素试验、给氧、吸痰、气胸箱的使用、呼吸机的调节、体位引流、胸透、胸部X线读片、胸腔穿刺。了解纤维支气管镜检查、支气管肺泡灌洗、肺组织活检、胸膜活检、胸部CT。

④工作量的要求：同内科学专业研究生第一阶段轮转本科要求的同时间间期的工作量。

(4) 感染科（2个月）

①学习病种：呼吸道、消化道、泌尿道等部位感染。

②理论知识：掌握各易感部位的系统解剖和生理、各种感染的临床检查、影像检查及血、尿、痰培养等检查方法及肺功能测定、动脉血气分析及影像异常的鉴别诊断、治疗。

③基本技能：常见感染的诊疗技术。

④工作量的要求：同内科学专业研究生第一阶段轮转本科要求的同时间间期的工作量。

5. 肿瘤内科转科要求

(1) 胸部肿瘤内科（2个月）

①掌握呼吸系统解剖和生理特点、常规肺功能测定、动脉血气分析。

②书写大病历不少于4份，及时、合格地完成病历书写，甲级病历率不得低于90%，避免丙级病历。

③掌握肺癌的临床表现、分型、分期、诊断与鉴别诊断、治疗原则,良恶性胸水的鉴别诊断,咯血及呼吸系统感染的诊断与处理,液气胸、胸腔积液、肺癌的X线特征表现。

④掌握动脉采血、吸痰及胸腔穿刺技术。

(2) 淋巴血液肿瘤内科(2个月)

①掌握血液病特点及出凝血机制。

②书写大病历不少于4份,病历书写及时合格,甲级病历率不得低于90%,避免丙级病历。

③掌握各种贫血的临床表现、发病原因、实验室检查、诊断与鉴别诊断及治疗原则,包括缺铁性贫血、再生障碍性贫血、巨幼细胞贫血、溶血性贫血等。

④掌握血小板减少性紫癜的病因及诊治,DIC的实验室检查及抢救措施,成分输血的指征及各种输血反应的处理。

⑤掌握白血病的诊断与治疗原则,淋巴瘤的分类、分期诊断及治疗原则,骨髓抑制的发病原因及处理。

⑥掌握骨髓穿刺的适应证、禁忌证及操作技术及细胞形态学。

(3) 乳腺肿瘤内科(2个月)

①掌握雌激素、孕激素生理作用及其分泌调节特点。

②书写大病历不少于4份,病历书写及时、合格,甲级病历率不得低于90%,避免丙级病历。

③掌握乳腺癌的临床表现、分型、分期、诊断与鉴别诊断;掌握乳腺癌高危因素,辅助化疗,转移复发性乳腺癌化疗,内分泌治疗原则。

④了解乳腺癌密集化疗原则及干细胞支持下大剂量治疗的适应证及原则。

第二阶段(2年)

一、培训目标

1. 巩固第一阶段所学知识及临床经验,熟悉肿瘤影像检查方法:X线检查、CT、超声、核医学、血管造影等,掌握常见肿瘤的影像表现;掌握肿瘤相关生化指标、肿瘤标志物的临床意义。

2. 进一步熟练掌握放射治疗专业的临床技能及常见肿瘤的处理,掌握常见肿瘤放疗疑难病症的诊治以及放疗急性反应的处理,进一步熟悉放疗病历书写规范,并要求书写肿瘤放疗住院病历20份。

3. 培养临床科研能力,在培养临床技能的同时使放疗临床科研能力有所提高。

4. 专业外语:达到每小时笔译4000个印刷符号,能看懂并翻译肿瘤学专业相关英文资料。

二、轮转科室及时间安排（科内 2 年）

头颈组	胸组	腹组	妇科组	综合组	门诊（乳腺）	住院总医师
3 个月	3 个月	3 个月	3 个月	3 个月	3 个月	6 个月

注：综合组包括妇科、淋巴瘤、软组织肿瘤、基因热疗等。

三、住院总医师要求

住院总医师 6 个月：协助科主任实施科室行政业务管理工作。完成一定的门诊和病房的治疗工作，承担院内专科会诊，带领下级医师晚查房。组织和参加疑难病例的讨论及危重病人的抢救，带教进修医师或低年住院医师。

八年制研究生第一阶段第三年培训

一、培训目标

1. 巩固前一阶段所学知识及临床经验，熟悉肿瘤影像检查方法：X 线检查、CT、超声、核医学、血管造影等，掌握常见肿瘤的影像表现；掌握肿瘤相关生化指标、肿瘤标志物的临床意义。

2. 进一步熟练掌握放射治疗专业的临床技能及常见肿瘤的处理，掌握常见肿瘤放疗疑难病症的诊治以及放疗急性反应的处理，进一步熟悉放疗病案书写规范，并要求书写肿瘤放疗住院病历 20 份。

二、时间安排（1 年）

头颈组	胸组	腹组	综合组
3 个月	3 个月	3 个月	3 个月

注：综合组包括妇科、淋巴瘤、软组织肿瘤、基因热疗等。

参考书目

Abeloff MD 等著，徐光炜主译. 临床肿瘤学. 沈阳：辽宁教育出版社，1999
殷蔚伯主编. 肿瘤放射治疗学. 第四版. 北京：中国协和医科大学出版社，2008
朱广迎主编. 放射肿瘤学. 第二版. 北京：科技文献出版社，2007
Perez 和 Brady 主编，朱广迎等主译. 放射肿瘤学原则与实践. 第五版.

专题讲座

《肿瘤学总论》　　　　　全院
《肿瘤学各论》　　　　　全院
《放射肿瘤学基础》　　　放疗科
《放射肿瘤学临床》　　　放疗科

重症医学科培训细则

　　重症医学是对因创伤或疾病而导致危及生命或处于危险状态，并且有一个或多个器官衰竭的患者，进行多种学科和多种功能医疗监护和治疗的临床医学专业，是现代医学的重要组成部分之一。重症医学的主要任务是治疗危重病人和研究其中的规律。其基本思想就是系统的、整体的、均衡的思想，注重疾病的病理生理演变过程和治疗的整体性。ICU是重症医学的临床基地，是医院中危重病人集中管理的单位。ICU应用先进的诊断和监测技术，对病情进行连续、动态和定量的观察，通过有效的干预措施，对危重病进行积极的治疗，使病人尽快脱离器官功能不全、内环境紊乱等高危状态。

　　病人之所以被收入ICU，是因为其原发疾病已经或很有可能造成机体多个重要器官的功能障碍甚至危及生命。此时重要器官的功能支持与维持机体多器官功能协调和内环境平衡成为疾病的主要矛盾方面，而原发疾病或原来在专科所治疗的疾病已经转变成为危重病的原因，危重病的治疗要与原发病因的控制相结合，ICU的医疗工作要与相应的专科治疗相互配合，在治疗上应该强调器官与器官之间的关系，强调整体性。ICU对危重病的治疗为原发病的治疗创造了时机和可能性，与此同时，其他专业对原发疾病的治疗又是危重病根本好转的基础。

　　因此，重症医学专科医师的基本临床任务是通过救治使重症患者能以稳定的状态转入相关的三级学科，接受进一步的专科治疗。它要求重症医学专科医师具备对危重症的诊断、鉴别诊断、抢救及稳定患者病情的能力。同时由于它涉及的学科广泛，患者的病情危重，病人及家属的期望值高，出现矛盾的可能性大等，这些情况决定了重症医学专科医师应具备的特有的素质，即：

　　1. 能快速识别和评估患者病情，并对危重症病人实施复苏、器官功能支持和进一步诊治安排。

　　2. 能进行徒手和使用各种抢救设备和器材的紧急抢救操作。

　　3. 有较强的医患沟通能力和应急能力。

　　4. 具有综合运用多学科理论和技术的能力。

　　5. 具有与其他专科医师协作和沟通的能力。

　　为此，受训医师必须接受基于重症医学的相应临床培训。期间不但在重症医学科学习和训练，还必须参加规定学科的轮转，了解这些专科的一般知识和理论，认识这些专科与重症医学科的临床衔接点，掌握其他专科中与重症医学关系密切的理论和技术。培训结束后他们应能投入重症临床工作，直接为重症医学的发展和危重症患者服务。

第一阶段（第 1~3 年）

一、培训目标

通过 3 年的基础培训，受训者能掌握重症医学的基础理论、基本知识和基本技能；掌握 ICU 相关的内科、外科诊断治疗和麻醉科抢救的基本功和各种监测技术；掌握常见急危重症患者的病情评估、鉴别诊断和各种常用的抢救技术与方法，从而能对常见急症进行独立和基本正确的诊断与救治，包括对急危重症患者的生命支持、脏器功能的保护与支持，并能在重症病人抢救治疗中进行组织协调和医患沟通。

二、培训要求

鉴于危重病医学的特点，住院医师第一阶段培训的目的应以内科学、外科学、麻醉科及危重医学基础训练为主，掌握 ICU 所需的内科、外科和麻醉科的基本诊疗常规和技术。在参加值班、治疗、抢救病人等医疗活动中，培养细致、认真、负责、机敏和果断的工作作风，全面、敏锐的观察能力，系统、严谨、科学的逻辑思维能力，以及在紧张和压力下高质量完成工作的坚韧毅力、应急能力。特别要训练整体和系统的医学思维方式。要求住院医师能够完善、准确地采集和描述病史和症状，系统正确地查体，合理选择辅助诊断和实验室检查，规范书写病历和各种医疗文件。

在第一阶段训练中，要求完成文献综述至少 1 篇。

三、培训方法

培训方式：通过集中授课、指导阅读、教学查房、模拟教学、病例讨论以及安排听取学术报告等进行理论教学；以观摩模拟操作、指导下操作等方法进行专业技术操作教学；安排受训者加入临床运行班次，从事相应临床工作及与住院总医师同班，随同其到各科会诊等以培养其临床工作能力。

重症医学住院医师培训基地以重症医学科为中心，同时包括本细则规定学习内容所涉及的相应学科。

培训时间安排：重症医学科 10 个月，其他学科轮转 26 个月。详细轮转安排如下：

1. 必选的轮转科室及时间

科室	时间（月）	科室	时间（月）
危重病医学科	10	血透中心	1
心血管内科/CCU/心电图室	2/2/1	内分泌科	1
呼吸科/RICU	2/2	血液科	1
神经内科	2	普通外科（腹部外科为主）	4

科室	时间（月）	科室	时间（月）
麻醉科	3	神经外科	1
胸外科	1	医学影像科（放射科/超声科）	1/1
心脏外科监护病房	1		

2. 可选择的轮转科室及时间（也可在第二阶段进行）

科室	时间（月）	科室	时间（月）
消化科	1	心血管外科	1
泌尿外科	1	妇产科	1

以上各科轮转时间可以根据不同 ICU 的侧重作适当调整。

四、基本要求

1. 危重病医学科（SICU）（10 个月）

（1）掌握理论：危重病医学的基本理论；危重病医学科的收治标准和非收治标准；病人危重度评分系统；ICU 工作流程；与 ICU 病人及家属的沟通技巧；ICU 院内感染的预防和处理；ICU 常用药的药理作用和常用剂量、方法、禁忌证；水、电解质、酸碱平衡紊乱的分析和纠正原则；下列综合征的现代概念、发病机制、治疗原则：多器官功能不全综合征（MODS）、全身炎性反应综合征（SIRS）、脓毒症、急性呼吸窘迫综合征（ARDS）、休克、弥散性血管内凝血（DIC）等。

（2）掌握技能

名称	数量（≥）	名称	数量（≥）
深静脉导管置管术	20	机械通气的基本应用	30
CPR	5	除颤器的使用	5
人工气道建立	5	心电监护仪使用	20
气道管理技术（包括吸痰、雾化、湿化和胸部物理治疗等）	50	输液泵和注射泵的使用	20

（3）管理病人

病种	例数（≥）	病种	例数（≥）
心肺复苏	5	急性左心衰	5
感染性休克	5	快速心律失常	5
心源性休克	5	慢速心律失常	5
低血容量性休克	5	呼吸衰竭机械支持	30
创伤性休克	3	常见急性感染	5

（4）要求熟悉：急性心肌梗死的快速诊断与处理；急性脑血管意外的诊断和处理原则；急性肾功能衰竭的诊断及治疗原则；各系统功能的监测、支持的原理和方法参数的分析、计算和判读；各系统损伤的病理生理、评估；外科病人的围手术期管理；营养支持治疗；抗生素的合理应用。床旁血流动力学监测技术；临时心脏起搏技术；主动脉内球囊反搏技术；血液净化技术。

基本标准：掌握内容的80%达到要求。

较高标准：熟悉内容的20%以上达到掌握标准。

2. 心血管内科/监护病房（CCU）/心电图室（2/2/1个月）

（1）掌握理论：心力衰竭的诊断和处理；急性冠状动脉综合征的发病机制、诊断、处理；常见心律失常的发生机制、分类、处理；抗心律失常药物的分类及适应证、禁忌证；高血压及高血压危象；高脂血症；瓣膜病；心脏压塞；起搏器。

（2）掌握技能

名称	数量（≥）	名称	数量（≥）
心脏物理检查	10	低血钾/高血钾	2/2
12导联心电图操作，排除心电图中的伪差	20	心肌梗死	10
		左右束支传导阻滞/房室传导阻滞	3/3
左右心室肥大、心房肥大、各种早搏、室上性心动过速、心房颤动、病态窦房结综合征	20	室性心动过速/心室颤动	2/2
		除颤器的使用	5
		起搏器	3

（3）管理病人

病种	例数（≥）	病种	例数（≥）
急性心肌梗死溶栓治疗	2	快速心律失常	5
急性冠状动脉综合征药物治疗	2	慢速心律失常	5
急性心功能不全	2	高脂血症的治疗和处理	2
高血压病	2	心房颤动	2
放置起搏器的病人	2		

（4）要求熟悉：心血管系统的解剖和生理；心脏传导系统的解剖和功能特点；下述疾病的发病机制、临床表现、诊断、鉴别诊断和处理：常见瓣膜病、心肌炎、心肌病、心包疾病、感染性心内膜炎。电复律术；临时心脏起搏术；床旁血流动力学监测技术；临时心脏起搏技术；主动脉内球囊反搏技术；了解超声心动图包括经食管超声心动图的原理和诊断，阅读和理解超声心动报告。

基本标准：掌握及熟悉内容均达到要求。

较高标准：熟悉内容的20%以上达到掌握标准。

3. 呼吸科/RICU（2/2/个月）

（1）掌握理论：解读肺功能；呼吸衰竭；哮喘急性发作；上、下呼吸道感染；慢性阻塞性肺疾病；CAP、HAP、HCAP；肺栓塞；肺循环高压；弥漫性肺实质病；胸腔积液的鉴别诊断；胸部影像的鉴别诊断。

（2）掌握技能

名称	数量（≥）
呼吸系统物理检查	10
痰标本留取及正确判断结果	20
肺部管理技术（吸痰、胸部物理治疗、湿化、雾化技术等）	20
呼吸系统解痉、平喘药物的使用	5
动脉血气分析	10
氧疗/无创通气/有创通气	10/5/5
胸腔穿刺术	2
胸部X线检查（平片）阅片	20

（3）管理病人

病种	例数（≥）	病种	例数（≥）
CAP/HAP/HCAP	2/2/2	哮喘急性发作的处理	2
COPD有创机械通气治疗	5	肺栓塞的诊断及处理	5
COPD无创通气支持	5	肺部感染的诊断及处理	5
呼吸衰竭的诊断和处理	5	肺动脉高压诊断及处理	2

（4）要求熟悉：呼吸系统的解剖、生理、病理生理；肺结核；肺癌；常规肺功能评价的临床应用；气胸、液胸的处理；痰瘤细胞检查的指征和标本留取；支气管镜检查和治疗的适应证和操作技术；肺泡灌洗术；经皮肺活检技术；呼吸功能监测；脱机指征。

基本标准：掌握及熟悉内容均达到要求。

较高标准：熟悉内容的20%以上达到掌握标准。

4. 神经内科（2个月）

（1）掌握理论：脑卒中（出血性、缺血性）的诊断和处理原则；常见中枢系统感染的诊断和鉴别诊断；重症肌无力的诊断和处理；癫痫；周围神经病。

（2）掌握技能

名称	数量（≥）	名称	数量（≥）
规范的神经系统体格检查与定位定性	30	脑电图阅读	5
腰椎穿刺术	2	头颅和脊柱CT阅片	20
肌电图阅读	2	头颅和脊柱MRI阅片	20

(3) 管理病人

病种	例数（≥）	病种	例数（≥）
出血性脑卒中	5	缺血性脑卒中	5
中枢系统感染	2	周围神经病	1
重症肌无力	2		

(4) 要求熟悉：抽搐的诊断和鉴别诊断；偏瘫的诊断和鉴别诊断；脑死亡诊断；脑电图；肌电图；TCD。

基本标准：掌握及熟悉内容均达到要求。

较高标准：熟悉内容的20%以上达到掌握标准。

5. 血透中心（1个月）

(1) 掌握理论：急性肾功能衰竭；血液净化理论包括血液透析和持续血液滤过的种类、原理、应用指征、并发症的处理。

(2) 掌握技能

名称	数量（≥）
血液透析	5
血液滤过	2

(3) 管理病人

病种	例数（≥）
急性肾功能衰竭	3
慢性肾功能衰竭	3

(4) 要求熟悉：肾的结构和功能；肌酐清除率；CRRT方案的设计、计算、监测和实施。

基本标准：掌握内容的80%均达到要求。

较高标准：熟悉内容的20%以上达到掌握标准。

6. 内分泌科（1个月）

(1) 掌握理论：肾上腺皮质功能减退；糖尿病；糖尿病酮症酸中毒；高渗性非酮症昏迷；低血糖。

(2) 掌握技能

名称	数量（≥）	名称	数量（≥）
肾上腺皮质功能	2	胰腺功能	2
甲状腺功能	2	快速血糖正确检测	10

(3) 管理病人

病种	例数 (≥)	病种	例数 (≥)
肾上腺皮质功能减退	1	糖尿病酮症酸中毒	1
糖尿病	1	高渗性非酮症昏迷	1

7. 血液科（1 个月）

(1) 掌握理论：贫血；粒细胞缺乏症；易栓症；血小板减少症；抗磷脂综合征；弥散性血管内凝血（DIC）；出血性疾病诊断思路；输血；急性溶血；肝素和华法林。

(2) 掌握技能

名称	数量 (≥)	名称	数量 (≥)
骨髓穿刺	2	DIC 实验室检查结果判读	2
血栓栓塞性疾病实验室检查结果判读	2	急性溶血实验室检查结果判读	2

(3) 管理病人

病种	例数 (≥)	病种	例数 (≥)
贫血	2	血小板减少症	2
粒细胞缺乏症	2	急性溶血	1
白血病	2		

8. 普通外科（4 个月）

(1) 掌握理论：无菌原则；急腹症的诊断、鉴别诊断和治疗原则、手术指征、并发症处理原则；腹腔感染；消化道出血的诊断和鉴别诊断；急性重症胰腺炎的诊断和内、外科治疗；急性化脓性胆管炎的诊断和处理原则；急性胆囊炎及胆石症的诊断和处理原则；肠梗阻的诊断和处理原则；软组织感染；肠内、肠外营养支持；液体复苏。

(2) 掌握技能

名称	数量 (≥)	名称	数量 (≥)
换药	30	静脉切开	2
导尿	10	腹腔穿刺	5

(3) 管理病人

病种	例数 (≥)	病种	例数 (≥)
急性重症胰腺炎	2	急性肠梗阻	3
急性化脓性胆管炎	2	消化道出血	2
急性阑尾炎	3	胃大部切除术	5
急性胆囊炎及胆石症	3	肠切除术	5
甲状腺手术	5	腹膜炎及腹腔感染	2
肠内、肠外营养支持	5		

（4）要求熟悉：外科基本理论和知识；普外科常见疾病的诊断、鉴别诊断、处理；普外科各疾病的手术适应证、治疗原则、术式，术后并发症的观察和处理。

基本标准：掌握内容的80%达到要求。

较高标准：熟悉内容的20%以上达到掌握标准。

9. 麻醉科（3个月）

（1）掌握理论：常见临床麻醉（全麻、硬膜外麻醉、腰麻、颈丛麻醉、臂丛麻醉等）的实施方法、适应证、禁忌证、常见并发症及其处理；麻醉期间呼吸、循环功能的监测和管理；麻醉性镇痛药、静脉麻醉药、吸入麻醉药、肌松药的药理特点、适应证、禁忌证、副作用及其处理；血管活性药、正性肌力药、抗心律失常药的药理特点、适应证、禁忌证、常见副作用及其处理；心肺复苏的基本原则、实施方法和用药。

（2）掌握技能

名称	数量（≥）	名称	数量（≥）
气管插管	40	硬膜外穿刺置管	20
桡动脉置管	30	局部麻醉	10
深静脉置管	30		

（3）管理病人

病种	例数（≥）
全麻	40
硬膜外麻醉	20

（4）要求熟悉：与麻醉相关的解剖学、生理学及病理生理学；麻醉前病人的检查与评价；合并各种疾病（高血压、冠心病、糖尿病、COPD、肝肾功能不全等）病人的麻醉前评估、麻醉方法的选择及围手术期处理。肺动脉导管的放置和血流动力学监测。术后镇痛（包括病人自控镇痛）的药物、给药方案、副作用及其防治。

基本标准：掌握内容的80%达到要求。

较高标准：熟悉内容的20%以上达到掌握标准。

10. 胸外科（1个月）

（1）掌握理论：血胸、液胸和气胸的诊断、处理原则；胸部创伤及多发肋骨骨折的诊断、处理原则；胸科病人的围手术期管理。

（2）掌握技能

名称	例数（≥）	名称	例数（≥）
胸部X线诊断（胸平片、CT、造影）	20	胸腔穿刺术及胸腔闭式引流术	2
吸痰	20		

(3) 管理病人

病种	例数（≥）	病种	例数（≥）
肺叶切除	3	食管手术	3
胸腺切除术	1	胸外伤	1

(4) 要求熟悉：胸腔生理学；肺、胸腔、纵隔的解剖学；胸外科常见疾病的诊断、治疗原则、手术适应证；食管癌、肺癌、肺大泡；纤维支气管镜的检查。

基本标准：掌握内容的 80% 达到要求。

较高标准：熟悉内容的 20% 以上达到掌握标准。

11. 心脏外科监护病房（CICU）（1 个月）

(1) 掌握理论：心脏手术后血流动力学监测，各参数的测量、判读；在监测下的血管活性药和正性肌力药的使用、液体治疗；低心排的诊断和处理；外科常见心律失常的诊断和处理；主动脉内球囊辅助装置的原理、调整、并发症的预防和处理。

(2) 掌握技能

名称	数量（≥）
血流动力学监测方法、适应证、禁忌证、结果解释、伪差的排除、并发症的预防和处理	5
血管活性药和正性肌力药的使用、液体治疗	5

(3) 管理病人

病种	数量（≥）
心脏搭桥手术病例的管理	2
换瓣手术病例的管理	2

(4) 要求熟悉：循环系统的生理和病理生理；冠心病、瓣膜病、先天性心脏病的病理生理、治疗原则、手术指征；心脏外科病人的围手术期管理、并发症的预防和处理；体外循环的原理、指征、并发症的预防和处理。体外膜肺氧合（ECMO）的原理、指征、并发症的预防和处理。

基本标准：掌握内容的 80% 达到要求。

较高标准：熟悉内容的 20% 以上达到掌握标准。

12. 神经外科（2 个月）

(1) 掌握理论：颅内高压；脑水肿；脑疝的分类、发生机制及抢救处理；颅脑创伤的诊断、处理原则；昏迷病人的评估（GCS）、处理、并发症的预防和处理；神经外科病人的围手术期管理。

(2) 掌握技能

名称	数量（≥）
神经系统物理检查	20
腰椎穿刺术	2
脑脊液采集及压力测量，适应证和禁忌证；脑脊液化验结果的判读	2
眼底镜的使用	5
脑外伤 CT 影像（脑水肿、脑挫裂伤、脑内血肿、硬膜外/下血肿）	各 2
脑及脊髓 MRI 影像	各 2

(3) 管理病人

病种	例数（≥）	病种	例数（≥）
颅脑损伤	2	脑瘤	2
脑动脉瘤	2	脑血管畸形	2

(4) 要求熟悉：神经系统的解剖和功能分区；脑灌注的机制和维持；血脑屏障的结构和功能；神经系统影像学阅片（平片、CT、MRI、介入造影）；植物状态、脑死亡的定义、诊断。

基本标准：掌握内容的 80% 达到要求。

较高标准：熟悉内容的 20% 以上达到掌握标准。

13. 放射科（1 个月）

(1) 掌握理论：放射诊断学原理。

(2) 掌握技能

名称	数量（≥）
胸部 X 线片的阅片	10
腹部 X 线片的阅片	10
脑 CT 阅片（硬膜外/下血肿、脑内血肿、蛛网膜下腔出血、脑疝）	各 3
脑及脊髓 MRI 影像	20

(3) 要求熟悉：各系统 X 线平片、CT 片、MRI 片的阅片。各种放射诊断方法的特点、适用范围和诊断价值；造影剂的适应证及不良反应。

基本标准：掌握内容的 80% 达到要求。

较高标准：熟悉内容的 20% 以上达到掌握标准。

14. 超声科（1 个月）

(1) 掌握理论：超声基本原理；常见疾病的图像（胸水、腹水、心包积液、肝脓肿、胆囊炎、肾盂积水、肠内肠间积液、肠壁水肿）。

(2) 掌握技能

名称	数量（≥）	名称	数量（≥）
胸水定位	10	颈内静脉定位	5
腹水定位	10	锁骨下静脉定位	5

(3) 要求熟悉：血管内超声、颈内静脉、锁骨下静脉、股静脉、足背动脉定位。

基本标准：掌握内容的80%达到要求

较高标准：熟悉内容的20%以上达到掌握标准。

备注：

长学制临床专业博士学位、外单位专业学位硕士和博士毕业生经考核进入第一阶段第三年培养，必须轮转下面安排的科室，根据所在重症医学科的性质和收治病人种类情况可以进行适当的科室调整。受训者的要求根据轮转时间占总要求时间的比例进行调整，比如：由于现阶段重症医学科只轮转2个月，所以现阶段管理病人的数量只需要完成重症医学科总轮转10个月管理病人数量的1/5。

外科专业毕业研究生第一阶段第三年轮转计划

科室	时间（月）	科室	时间（月）
重症医学科	2	麻醉科	2
心血管科/CCU/心电图室	1/1/1	血透中心	1
呼吸科/RICU	1/1	医学影像科（放射）	1
神经内科	1		

内科专业毕业研究生第一阶段第三年轮转计划

科室	时间（月）	科室	时间（月）
重症医学科	2	胸外科	1
CCU	1	普通外科	3
RICU	1	麻醉科	2
血透中心	1	医学影像科（放射）	1

第二阶段（第4~5年）

经过第一阶段培训的医师，已经对重症医学相关领域的知识和技能有了了解和掌握，第二阶段主要进行专科训练，打下坚实的危重病医学专业基础。期间轮转一些与重症医学密切相关的学科、补转一部分科室并且担任危重病医学科住院总医师12个月。在做住院总医师期间，在科主任和主治医师指导下，全面负责病房管理工作，负责科内查房的准备，负责病房医生排班，负责日常病房巡视，负责科室间会诊，负责低年住院医师、轮转医师、进修生的教学工作，本阶段结束时能够达到本专业主治医师的水平，独立完成一般危重病人的抢救工作。这个阶段重点是危重病医学系统和整体思想的培养，基本理论和相关专业知识的学习，加强专业基础训练。

本阶段要求同时进行临床科研并完成学术论文一篇。

一、培训目标

1. 通过2年的专科训练，受训者掌握重症医学的基础理论、基本知识和基本技能；掌握ICU相关的内科、外科疾病的诊断、治疗。
2. 掌握常见急危重症患者的病情评估、各种常用的抢救技术与方法，能对常见危重症进行独立和基本正确的诊断与救治，包括对急危重症患者的生命支持、脏器功能的保护与支持。
3. 能独立值班、独立进行常见重症病人的抢救、会诊、组织协调和医患沟通。
4. 发表学术论文一篇。

二、培训方法

培训方式：通过病人管理、教学查房、模拟教学、病例讨论、指导阅读以及学术报告等进行理论教学；以观摩模拟操作、指导下操作等方法进行专业技术操作教学；安排受训者加入临床运行班次，从事相应临床工作及与住院总医师同班，随同其到各科会诊等以培养其临床工作能力。

三、轮转科室及时间安排

轮转科室	重症医学科	急诊科	肾内科	麻醉科	风湿免疫科	支气管镜室	消化内科	妇产科
时间（月）	14（院总12）	2	2	3	2	1	1	1

消化内科、妇产科等可以根据受训者情况和科室情况进行调整。

四、培训内容与要求

（一）重症医学科（14个月）

1. 心血管系统

（1）轮转目的：血流动力学、氧输送和氧耗的监测原理、监测技术、数据分析；呼吸支持条件下的血流动力学改变；各种休克的诊断、监测、治疗原则；感染中毒性休克早期目标指导性治疗；血管活性药和正性肌力药的合理应用。评分系统：APACHE Ⅱ 和 APACHE Ⅲ 评分（Acute Physiology and Chronic Health Evaluation）；SOFA 评分；Marshall's Score（MODS）；GCS（Glasgow Coma Scale）；ISS 评分（Injury Severity

Score);TISS 评分系统(Therapeutic Intervention Scoring System)。

(2) 要求熟悉:心脏、大血管手术围手术期的管理,并发症的诊断、治疗;循环辅助装置的临床应用,并发症的诊断、处理;死亡概率模型(Mortality Probability Model)MPM_0 和 MPM_{24} 等。

(3) 基本要求

病种	例数(≥)	病种	例数(≥)
感染中毒性休克	5	急性充血性心力衰竭	5
心源性休克	5	右心功能衰竭	5
APACHE Ⅱ	5	SOFA	5

2. 呼吸系统

(1) 轮转目的:呼吸系统的解剖、生理和病生理;心肺的交互作用;肺水肿的分型、诊断、鉴别诊断、处理原则;急性肺损伤和急性呼吸窘迫综合征(ARDS)。

(2) 要求熟悉

气道管理:气道紧急情况(窒息、气道大出血等)的处理;气管插管、气管切开/造瘘的指征、操作技术、注意要点和并发症的处理;支气管镜检查的指征、操作技术、注意要点;吸痰的操作技术、注意要点。

机械通气:各种呼吸支持模式(VC、PC、IPPV、SIMV、PSV、CPAP、PEEP、BIPAP、无创通气等)的原理、特点、应用指征、实施技术、效果评估;并发症的预防和处理;机械通气的撤离。

(3) 基本要求

病种	例数(≥)	病种	例数(≥)
ARDS 机械通气	5	重症肺炎	5
COPD 机械通气	5	肺栓塞	3

3. 营养支持

(1) 轮转目的:分解代谢时的代谢改变;营养状态的评估;营养支持的适应证;营养支持的途径;能量需求的测定;营养底物;TPN、EN;营养支持的监测;营养支持的并发症;免疫营养;器官衰竭的营养支持。

(2) 基本要求

病种	例数(≥)
TPN	10
EN	10

4. 液体、电解质和酸碱状态

(1) 轮转目的:体液间隙;液体缺乏和补液治疗;钠代谢异常;钾代谢异常;钙、

磷和镁代谢异常；酸碱平衡；酸碱平衡生理的物理化学分析方法。

(2) 基本要求

病种	例数（≥）	病种	例数（≥）
各种酸碱失衡	各1	低容量液体治疗	2
低钠血症	2		

5. 镇痛、镇静和神经肌肉阻滞

(1) 轮转目的：疼痛评估；疼痛治疗方法；镇痛药物；镇静量表；镇静药物；躁动、焦虑和谵妄；神经肌肉阻滞。

(2) 基本要求

病种	例数（≥）	病种	例数（≥）
镇痛、镇静	5	焦虑和谵妄	3
躁动	3		

6. 输血和抗凝

(1) 轮转目的：输血治疗的适应证；成分输血；血浆替代品；药物治疗；输血治疗的并发症；凝血功能障碍；抗凝治疗；止血异常。

(2) 基本要求

病种	例数（≥）	病种	例数（≥）
成分输血	5	抗凝治疗	2
凝血功能障碍	2		

7. 感染

(1) 轮转目的：抗生素理论及合理使用原则；抗细菌药物；抗真菌药物；院内感染的概念、预防和控制；药物敏感试验结果的判读，各类合格标本的留取标准；药物敏感试验结果的判读（各类抗生素细菌耐药折点）；医院及科室细菌特点；细菌耐药机制。

(2) 基本要求

病种	例数（≥）	病种	例数（≥）
耐药绿脓杆菌感染	2	肺炎克雷伯杆菌感染	2
泛耐药鲍曼不动杆菌感染	2	阴沟肠杆菌感染	2
大肠杆菌感染	2	VRE	2
MRSA	2	MSSA	2

8. 伦理和临终关怀（了解）

治疗决定（尊重个人选择、知情同意、与患者家属的沟通、医院伦理委员会）；放弃生命支持治疗的指南。

9. 循证医学（了解）

（二）急诊科（2个月）

1. 轮转目的：心肺复苏；急性心肌梗死的快速诊断和处理；急性左心衰竭的诊断和处理；快速心律失常的心电图诊断和处理；慢速心律失常的心电图诊断和处理；急性肾功能衰竭的诊断和处理；急性脑血管意外的诊断和处理原则；上消化道出血的处理。

2. 基本要求

病种	例数（≥）	病种	例数（≥）
心肺复苏	2	急性心肌梗死的快速诊断与处理	2
休克	2	急性左心衰竭的诊断与处理	2
快速心律失常的心电图诊断与处理	2	慢速心律失常的心电图诊断与处理	2
急性脑血管意外的诊断与处理	2	上消化道出血的处理	2

（三）肾内科（2个月）

1. 轮转目的：蛋白尿；血尿；急性肾功能衰竭；急性肾小球肾炎；肾病综合征；造影剂肾病；慢性肾病；肾替代治疗。

2. 基本要求

名称	数量（≥）	名称	数量（≥）
急性肾功能衰竭	5	尿比重、钠、钾、肌酐的测定和结果分析	各2
急性肾小球肾炎	2		
肾病综合征	1	肾功能检查的应用和结果分析	10
慢性肾病	1		

（四）麻醉科（3个月）

1. 轮转目的：常见临床麻醉（全麻、硬膜外麻醉、腰麻等）的实施方法、适应证、禁忌证、常见并发症及其处理；麻醉期间呼吸、循环功能的监测和管理；麻醉性镇痛药、静脉麻醉药、肌松药的药理特点、适应证、禁忌证、副作用及其处理；血管活性药、正性肌力药、抗心律失常药的药理特点，适应证、禁忌证、常见副作用及其处理；心肺复苏；与麻醉相关的解剖学、生理学及病理生理学；麻醉前病人的检查与评价；合并各种疾病（高血压、冠心病、糖尿病、COPD、肝肾功能不全等）病人的麻醉前评估、麻醉方法的选择及围手术期处理；肺动脉导管的放置和血流动力学监测；术后镇痛（包括病人自控镇痛）的药物、给药方案、副作用及其防治。

2. 技能基本要求

名称	数量（≥）	名称	数量（≥）
气管插管	40	硬膜外穿刺置管	20
桡动脉置管	30	局部麻醉	10
深静脉置管	30		

3. 基本要求

病种	例数（≥）
全麻	40
硬膜麻醉	20

（五）支气管镜室（1个月）

1. 轮转目的：气管、支气管镜下结构；黏膜形态颜色；气道黏膜炎症改变；支气管镜检查和治疗的适应证。
2. 基本要求

名称	数量（≥）	名称	数量（≥）
气管镜检查	20	气道黏膜刷检	5
肺泡灌洗	5		

（六）风湿免疫科（2个月）

1. 轮转目的：风湿病问诊要点、风湿病特殊鉴别诊断、糖皮质激素治疗、血管炎诊断思路、结缔组织病与肺病。
2. 基本要求

病种	例数（≥）	病种	例数（≥）
糖皮质激素治疗	5	血管炎	2
间质性肺炎	2		

（七）消化内科

1. 轮转目的：解读肝功能（定义、分类和诊断）；药物性肝损害；终末期肝病；急性胰腺炎；腹腔积液；消化道出血；伪膜性肠炎；三腔二囊管的应用。
2. 基本要求

病种	例数（≥）	病种	例数（≥）
药物性肝损害	1	消化道出血	1
急性胰腺炎	1	伪膜性肠炎	1

（八）妇产科

1. 轮转目的：先兆子痫和子痫；HELLP综合征；妊娠期急性脂肪肝；羊水栓塞；妊娠血液系统疾病（血栓栓塞性疾病、产后出血）。

2. 基本要求

病种	例数（≥）	病种	例数（≥）
先兆子痫和子痫	1	产后出血	1
HELLP 综合征	1		

参考书刊

陈灏珠主编. 实用内科学. 第 13 版. 北京：人民卫生出版社，2009

吴孟超，吴在德. 黄家驷外科学. 第 7 版. 北京：人民卫生出版社，2008

黎沾良主编. 现代危重病学. 合肥：安徽科学技术出版社，1999

刘大为主编. 21 世纪医师丛书——危重病学分册. 北京：中国协和医科大学出版社，2000

庄心良，曾因明，陈伯銮主编. 现代麻醉学. 第 3 版. 北京：人民卫生出版社，2009

王迪浔，金惠民主编. 人体病理生理学. 第 3 版. 北京：人民卫生出版社，2008

刘玉村主译. 现代重症监护诊断与治疗. 第 2 版. 北京：人民卫生出版社，2006

杜斌主译. 麻省总医院危重病医学手册. 第 4 版. 北京：人民卫生出版社，2009

William C. Shoemaker. Textbook of Critical Care. 4th ed. Philadelphia：W. B. Saunders Company，2000

Jesse B. Hall. Principle of Critical Care. 2nd ed. New York：McGraw-Hill Medical，1997

Martin J. Tobin. Principle and Practice of Intensive Care Monitoring. New York：McGraw-Hill Professional，1997

Paul L. Marino. The ICU Book. 3rd ed. Philadelphia：Lippincott Williams & Wilkins，2006

Critical Care Medicine

Intensive Care Medicine

Critical Care

New England Journal of Medicine

Lancet

American Journal of Respiratory and Critical Care Medicine

中医针灸科培训细则

中医针灸学是一部传统的医药学,是我国千百年来,千百万人民同疾病作斗争的经验总结,是我国宝贵文化遗产的一个重要组成部分。中医针灸学在长期医疗实践中积累了极为丰富的诊治经验,形成了独特的理论体系,对人民的健康及保健事业作出了巨大贡献,并在世界医学中占有重要的地位,引起国际医学界的高度重视。中医针灸学包括中医学、针灸学两部分内容。

中医针灸学科的医师培训分两个阶段。

第一阶段(第1~3年)

一、培训目标

通过中医、针灸学的系统培训,使被培训者掌握中医、针灸学的基本理论、基本知识与基本临床操作技能。在临床实践中培训思维分析能力,熟练掌握专业操作技能,基本达到具有独立从事临床工作的能力。

二、第一年

(一)轮转科室及时间安排

轮转科室	中医门诊(针灸门诊)	病房
时间(月)	6	6

(二)培训内容与要求

1. 中医专业轮转目的:能较熟练选用药物,并按中医理论辨证施治。采用准确的专业术语书写完整的中医门诊病历。

2. 中医专业基本标准

(1)按国家中医药管理局及医政司《中医病案书写规范》的要求,熟练重点地采集病史(包括望、闻、问、切)做出较准确的中医辨证及治疗方药。

(2)临床检验:尽快熟悉中医内科各种临床检验结果及临床意义,包括各种常规、生化及特殊的检查报告。

(3)影像学检查:熟悉中医内科常用的影像检查的送检指征,正常、异常表现及临床意义,包括心电图、B超、X线、内镜、CT、核磁、甲状腺扫描、肾动态、心动态检查的报告。

（4）熟悉舌诊、脉诊的内容及其在中医临床中的意义，掌握望舌、切脉的方法及注意事项。

（5）熟悉中医常见病的辨证和治疗方法，包括八纲、六经、卫气营血、三焦、脏腑、气血等辨证方法。

（6）熟悉中医内科各系统疾病的常用方剂、药物组成、功效、主治、方解及个别药物的注意事项。熟悉并在临床运用药物的各种治法，包括解表、清热、和解、温里、补益、消导、理气、理血、固涩、攻下、开窍、镇静等12种常用治法的应用和注意事项。

3. 针灸专业轮转目的：根据临床辨证，合理选用穴位处方，采用相应手法进行针灸及按摩治疗。并要求病历书写简练、准确清楚，能反映出辨证依据、施治内容，书写完整。

4. 针灸专业基本标准

（1）能运用四诊的诊病方法，进行病史采集、体格检查、病历书写，做出初步诊断、辨证分型、针灸选穴处方和治疗方法。

（2）技术操作：掌握针灸常用的技术操作和毫针、耳针、三棱针、拔罐、按摩等的适应证、禁忌证、操作方法、严格的消毒程序及注意事项。

（3）熟悉临床检验及影像检查，掌握针灸常见病种送检指征、正常值、结果及临床意义。能独立处理本科常见病和多发病。

三、第二年

为了全面培养住院医师的能力，除了熟悉、掌握中医的常见病、多发病的诊治外，还要让他们熟悉了解西医的常见病、多发病的治疗。第二年安排在内科病房轮转学习一年。

（一）轮转科室及时间安排

科室	时间（月）	科室	时间（月）
心血管内科	2	肾内及风湿免疫科	2
呼吸内科	2	血液内科	2
消化内科	2	内分泌科	2

（二）学习病种及例数要求

1. 心血管内科

病种	数量（例）	病种	数量（例）
高血压	3	心功能不全	2
冠心病	3	心律失常	2

2. 呼吸内科

病种	数量（例）	病种	数量（例）
呼吸道感染及气管炎	5	肺结缔组织病或肺纤维化	1
肺炎	2	呼吸衰竭	1

3. 肾内科

病种	数量（例）	病种	数量（例）
肾小球肾炎	2	尿路感染	2
肾功能不全	2	紫癜肾或狼疮肾	2

4. 消化内科

病种	数量（例）	病种	数量（例）
胃炎	3	消化性溃疡	2
肝炎或肝硬化	2	腹泻	2

5. 内分泌科

病种	数量（例）
糖尿病	4
甲状腺疾病	2

6. 血液科

病种	数量（例）
白血病	2
贫血	2

骨科门诊可做为针灸可选择的科室，可根据各个医院科室的情况灵活掌握。

四、第三年

（一）轮转科室及时间安排

科室	时间（月）
中医病房	6~12
中医门诊（针灸门诊）	6~12

(二) 培训内容与要求

1. 中医理论知识的学习：进一步理论联系实际，通过临床的实践，结合病例进一步学习有关理论知识包括中医、西医的病理、生理，并参加院及科室的业务专题讲座学习。

2. 临床技能的训练提高：要求有病房的中医科参与中医病房的轮转，没有病房的中医科参与门诊诊疗工作。

第二阶段（第4～5年）

一、培训目标

经过3年的本专业门诊、病房及内科病房的实践工作，在业务专长及工作能力方面有一定提高，在此基础上，进一步提高临床工作能力，熟悉掌握疑难病症的辨证论治。

二、轮转科室及时间安排

科室	时间（月）
中医门诊或针灸门诊	6～12
中医病房	12

三、培训内容与要求

（一）临床专业基本标准

中医专业学习病种及例数要求（自己总结写出完整病例数）

病种	数量（例）	病种	数量（例）
内伤、外感、发热	30	胃脘痛、呕吐	20
咳嗽、喘证	30	腹痛、泄泻	15
心悸、胸痹	15	头痛、眩晕	10
失眠、郁证	20	中风、面瘫	5
便秘、胁痛	10	淋证、水肿	5
腰痛、痹症	10	月经不调、崩漏	5
痛经、经闭	10	带下	5

（二）针灸按摩专业学习病种及例数要求

病种	数量（例）	病种	数量（例）
感冒	10	咳嗽、哮喘	10
中风	15	胃脘痛、呕吐	10
头痛	15	泄泻、腹痛	5
失眠	10	腰痛	6
坐骨神经痛	10	面瘫	5
落枕	10	痹证	10

在中医病房工作期间，写出完整的病历 30 份，承担住院病人的诊治≥30 例。

（三）住院总医师（6~12 个月）

住院总医师职责：

1. 第二阶段要求在病房做住院总医师工作 6~12 个月。无病房医院可做门诊组长 6~12 个月（可根据各个医院的不同情况而定）。

2. 教学医院，可适当参与科普讲课，提供写出教案课件，初步培养教学讲课能力，根据各医院不同情况也可以参与教学带见习、实习工作。

3. 在第二阶段期间，要求写出 1~2 篇论著或综述，个案报告。

4. 外文要求：较熟悉的译、写 4000 字符/小时。

四、阅读书目

中医经典著作、《实用中医内科学》、《针灸大成》、《实用内科学》等。

中西医结合科培训细则

中西医结合是我国特有的学科,在临床方面主要采用西医诊断治疗和中医辨证论治相结合,各取所长,择优而从,优势互补,综合治疗的原则,并注重机体与疾病的相互作用和调动抗病能力,力求取得优于单纯西医或单纯中医的治疗效果,并不断探索对疑难病症的防治方法,是一门涉及临床各科,尤与内科关系密切的学科。

中西医结合临床住院医师规范化培训分两个阶段,第一阶段为低年住院医师培训阶段,进行本科门诊、病房轮转和内科转科,共3年。第二阶段为高年住院医师培训阶段,在巩固前一阶段基础上进行加强培训,以达到低年主治医师的水平。

第一阶段(第1~3年)

一、培训目标

本阶段为二级学科基础培训,目的是使住院医师打好中西医结合内科临床工作基础。要求能准确询问病史、书写病历,进行中医、西医两法全面体格检查,熟悉各轮转科室诊疗常规,基本掌握门诊、急诊常见疾病的诊断和处理。方法为在中西医结合科门诊、病房轮转和内科范围内的三级学科轮转,第一年末应通过国家执业医师考试。

二、轮转科室及时间安排

轮转科室	中西医结合病房	西医内科病房	中西医结合病房	中西医结合门诊
时间(月)	6	12	12	6

呼吸、心血管、消化、肾脏、内分泌、血液科,可任选4个以上科室,每个科室轮转2~4个月。

三、培训内容与要求

(一)**中西医结合病房**(第一轮6个月,第二轮12个月西医内科病房轮转后)

1. 第一轮(6个月)

基本要求:熟悉中西医结合病房常见疾病,如上呼吸道感染、支气管炎、肺炎、胃炎、消化性溃疡、胰腺炎、胆囊炎、高血压病、冠心病、肾小球肾炎、泌尿系感染、肾盂肾炎、贫血、甲状腺功能亢进、甲状腺功能减退、糖尿病及其主要合并症、代谢综合征;要求能准确采集病史、正确运用望、闻、问、切四诊检查法,采取必要的临床检验和辅助检查项目。病房具体管理4~6张床位,新病人入院后当天完成病历,最迟24

小时内完成。书写大病历 36 份。通过本阶段的实践掌握上述疾病的诊断处理原则，理解中西医结合临床思路和方法。同时了解相关疾病在老年期的特征和诊治原则。

2. 第二轮（12 个月）（西医内科轮转之后）

基本要求：中西医结合病房一年，将西医所掌握知识与中医知识结合，掌握中西医结合诊治疾病的原则和方法。能够熟练接诊病人，进行全面体格检查，新病人入院 12 小时内完成病历记录，管理 6~8 张床位，观察病情、书写病程日志及各种医疗记录。对中西医结合常见病如上呼吸道感染、支气管炎、肺炎、胃炎、消化性溃疡、胰腺炎、胆囊炎、高血压病、冠心病、肾小球肾炎、泌尿系感染、肾盂肾炎、贫血、风湿、类风湿关节炎、甲状腺功能亢进、甲状腺功能减退、糖尿病及其主要合并症、相关系统的老年病，能进行正确的西医诊断和鉴别诊断，同时按照中医学辨证论治原则进行辨证及分析，达到辨病与辨证相结合。根据三级查房上级医师意见，及时采取必要的检验和检查项目，结合临床正确判断报告结果，提出合理的中西医结合诊疗方案和诊疗措施，并开西医医嘱和中药处方，要求完成 100 份病例。

（二）心血管内科（2~4 个月）

1. 轮转目的

（1）掌握：心血管系统的解剖和生理、心律失常的发生机制和分类；上述各种疾病的发病机制、临床表现、诊断、鉴别诊断和处理；急性心肌梗死的诊断和处理。常用抗心律失常药物的分类、作用特点和临床作用；洋地黄类和其他正性肌力药物的作用机制和临床应用。

（2）了解：心脏传导系统的解剖和功能特点、心力衰竭的现代概念和处理、不稳定型心绞痛的分型和处理、心脏电生理的基本知识。

2. 基本要求

（1）要求掌握学习病种及例数

病种	数量（例）	病种	数量（例）
高血压、冠心病	10	瓣膜病	5
心肌病	5	其他（心脏骤停、阿斯综合征、急性左心衰竭、高血压危象、严重心律失常）	5
心律失常	10		

（2）要求了解学习病种及例数

病种	数量（例）	病种	数量（例）
心包疾病	2	感染性心内膜炎	3
常见先天性心脏病	1		

（3）临床操作技术要求

①掌握：18 导联心电图操作，识别心电图中伪差与假象；常见典型心电图诊断（左右心室肥大、心房肥大、左右束支传导阻滞、心肌梗死、低血钾、高血钾、窦性心

律失常、病窦综合征、逸搏心律、房室传导阻滞、各种早搏、室上性心动过速、心房颤动、室性心动过速、心室颤动）；常见心脏病 X 线图像的诊断；电复律术。

②了解：心包穿刺术、临时心脏起搏术、射频消融、常用的无创性心脏检查技术，如动态心电图、动态血压、超声心动图、CTA 等。

（三）呼吸内科（2～4 个月）

1. 轮转目的

（1）掌握：呼吸系统解剖和生理、常规肺功能测定、动脉血气分析、胸部 X 线检查、呼吸系统疾病主要症状和 X 线异常的鉴别诊断，以上要求掌握病种的发病机制、临床分型、临床表现、诊断、鉴别诊断和治疗。

（2）了解：要求了解的病种的有关知识。

2. 基本要求

（1）要求掌握学习病种及例数

病种	数量（例）	病种	数量（例）
上呼吸道感染	15	支气管扩张	5
阻塞性肺气肿	10	支气管肺炎	5
支气管哮喘	5	支原体肺炎	3
细菌性肺炎	3	其他（肺癌、结核性胸膜性胸膜炎、咯血、呼吸衰竭、自发性气胸）	5
肺结核	3		
急、慢性支气管炎	5		

（2）要求了解学习病种及例数

病种	数量（例）	病种	数量（例）
结节病	2	肺真菌病	2
肺部良性肿瘤	3	弥漫性肺间纤维化	4
SARS	0～1		

（3）临床操作技术要求

①掌握：结核菌素试验、动脉采血、气胸箱的使用、给氧、吸痰、体位引流、调节呼吸机、常见胸部 X 线读片、抽胸水。

②了解：纤维支气管镜检查、支气管肺泡灌洗、胸膜活检、肺活检、胸部 CT。

（四）消化内科（2～4 个月）

1. 轮转目的

（1）掌握：消化系统的解剖、生理和生化功能（消化、吸收、内分泌、免疫）；消化系统常见病的诊断、鉴别诊断和处理；慢性胃炎的病因、诊断方法、鉴别诊断及治疗；消化性溃疡的发病机制、临床表现、鉴别诊断、并发症及处理；幽门螺杆菌与胃炎及溃疡病的关系，组胺 H_2 受体阻滞剂和质子泵抑制剂的药理作用及临床应用，胃黏膜保护剂的药理作用和临床作用，幽门螺杆菌的治疗；克罗恩病与溃疡型结肠炎的鉴别要点及抗炎和免疫抑制剂治疗；肝硬化的发病机制，代偿期与失代偿期的表现，肝性脑病、门脉高压的产生机制，腹水形成的原因及实验检查的特点、鉴别方法和处理；急性胰腺炎间质型与出血坏死型的区别及常规处理；上消化道出血的紧急处理；常见肠道寄生虫病的治疗。

（2）了解：肠结核与克罗恩病的鉴别、结核性腹膜炎的鉴别、慢性腹泻的病理生理及常见疾病。

2. 基本要求

（1）要求掌握学习病种与例数

病种	数量（例）	病种	数量（例）
反流性食管炎	5	功能性消化不良	3
慢性胃炎	5	急性胰腺炎	3
消化性溃疡	5	肝炎后及酒精性肝硬化	3
肠易激综合征	5	上消化道出血常见疾病	3
肝脓肿、黄疸	3	其他（急性胃黏膜病变、消化性溃疡出血、食管静脉曲张破裂出血）	5
原发性肝癌、肝性脑病	3		
食管癌、胃癌、结肠癌	3	慢性腹泻	5

（2）要求了解学习病种及例数

病种	数量（例）
腹腔结核（肠结核与结核性腹膜炎）	3

（3）临床操作技术要求

①掌握：腹腔穿刺术、鼻饲、肛管排气、洗肠、三腔管使用的适应证、禁忌证及常规操作方法。

②了解：胃液抽取与分析及十二指肠引流术、胃肠减压术、胃镜、结肠镜、ERCP、肝穿刺活检的适应证、禁忌证及并发症、腹水浓缩回输、消化系统 X 线检查的适应证、禁忌证。

（五）血液内科（2~4个月）

1. 轮转目的

（1）掌握：各类贫血的临床治疗表现和血液学特点、发病原因、诊断依据、鉴别诊断和治疗方法；溶血性贫血的分类、临床表现及实验室检查以及血管内和血管外溶血的特点。正常的止血和凝血机制，出血性疾病的分类、出血特点、实验室诊断（筛选试验及确诊试验）及治疗；特发性血小板减少性紫癜的发病机制、诊断和治疗。急性、慢性白血病的临床表现、实验室检查、诊断依据及治疗药物、治疗方案；淋巴瘤分类、分期、诊断依据及治疗；粒细胞缺乏症的诊断和治疗。

（2）了解：MDS的分类及治疗原则、DIC的实验室检查及抢救措施、成分输血的指征及各种输血反应的处理、骨髓增生性疾患及常见凝血功能障碍性疾患的临床表现、诊断及鉴别诊断。

2. 基本要求

（1）要求掌握学习病种及例数

病种	数量（例）	病种	数量（例）
缺血性贫血、巨幼细胞性贫血	3	血小板减少性紫癜	3
自身免疫性溶血性贫血	3	淋巴瘤、白细胞减少症及粒细胞缺乏症	3
特发性血小板减少性紫癜	3		
急性、慢性白血病	3	其他：出血性疾病（总论）、溶血性贫血（总论）	5
再生障碍性贫血	3		

（2）要求了解学习病种及例数

病种	数量（例）
骨髓增生异常综合征（MDS）	3
骨髓增殖性疾病（真性红细胞增多症、原发性骨髓纤维化、原发性血小板增多症、多发性骨髓瘤、凝血功能障碍性疾病）	5
弥散性血管内凝血（DIC）、成分输血及输血反应	1

（3）临床操作技术要求

①掌握：输血、束臂试验、骨髓穿刺及其涂片、形态学检查、骨髓活检的适应证、禁忌证，腰椎穿刺、BMT和PBSCT的适应证。

②了解：各种溶血、出凝血实验室检查的原理、检查方法及临床意义。

（六）肾内科（2~4个月）

1. 轮转目的

（1）掌握：肾单位组成和肾生理功能；肾小球疾病的病因、发病机制、临床分型、临床表现、诊断、鉴别诊断和治疗；肾上腺皮质激素、免疫抑制剂和抗凝剂应用；肾与血压的调节；急慢性肾盂肾炎的并发症、诊断、鉴别诊断和治疗；急性和慢性肾功能衰竭的原则、发病机制、诊断和治疗；非透析疗法（包括饮食治疗）；血液净化的适应证。

（2）了解：肾小球疾病的病理分型；肾小管疾病和间质性肾炎的病因、发病机制和诊治原则；肾移植的抗排异治疗。

2. 基本要求

（1）要求掌握学习病种及例数

病种	数量（例）	病种	数量（例）
急慢性肾炎、IgA 肾病	10	糖尿病肾病、高血压肾损害、乙肝病毒抗原相关肾炎	5
急进性肾炎、隐匿性肾小球疾病、肾病综合征	10	多囊肾、急慢性肾盂肾炎（细菌性、衣原体性及性传播性疾病）	5
狼疮性肾炎、紫癜肾	5		
原发性系统性血管炎肾损害	3	急性、慢性肾功能衰竭	10
遗传性肾炎、间质性肾炎	3		

(2) 要求了解学习病种及例数

病种	数量（例）
肾小管疾病、肾移植	3

(3) 临床操作技术要求
①掌握：各种肾功能检查的运用和结果判断，包括改良莫氏试验。
②了解：肾穿刺检查、置腹膜透析管和血液净化通路建立技术。

（七）内分泌科（2～4个月）

1. 轮转目的

(1) 掌握：Graves 病的病因学、临床表现、实验室检查及治疗；糖尿病的类型、病因、临床表现、治疗方法、饮食疗法原则、食物热卡计算及实施要点、糖尿病酮症酸中毒的诊断及抢救；肥胖症的临床表现、生理病理及防治；高脂蛋白血症的诊断及防治；代谢综合征的诊断及防治。

(2) 了解：内分泌疾病的诊断、治疗原则；放免法测定激素的原理及临床意义；内分泌功能试验（包括兴奋、抑制试验）的原理、意义及步骤；内分泌新进展（包括神经内分泌和内分泌新概念）。

2. 基本要求

(1) 要求掌握学习病种及例数

病种	数量（例）	病种	数量（例）
糖尿病及其常见慢性合并症、肥胖病	10	各型甲状腺炎、皮质醇增多症、原发性醛固酮增多症、嗜铬细胞瘤	3
糖尿病酮症酸中毒、Graves 病	3		
高脂蛋白血症	10	代谢综合征	10
痛风及高尿酸血症	3	甲状腺功能亢进	5

(2) 要求了解学习病种及例数

病种	数量（例）
单纯性甲状腺肿、甲状腺功能减退症	3
尿崩症、垂体瘤、非酮症高渗性昏迷、乳酸酸中毒	3

(3) 临床操作技术要求

①掌握：各种内分泌试验及测定的标本留取要求。

②了解：激素测定方法和进展。

（八）中西医结合门诊（6个月）

1. 轮转目的：熟练掌握常见病、疑难病的中医辨证论治及西医内科诊疗技术。

2. 基本要求：能独立诊治常见病，掌握中医辨证，能熟练运用药物，并按中医理论辨证施治，能较熟练地对西医常见病进行诊断及治疗，完成消化系统病例60份，新陈代谢及内分泌系统病例60份，心脑血管系统病例60份，呼吸系统病例60份，妇科病例15份，泌尿生殖系统病例60份。其他系统疾病（造血系统、免疫系统疾病、风湿性疾病及其关节病）病例10份。

四、参考书刊

《中医基础理论》、《中医诊断学》、《中医内科学》、《方剂学》、《中药学》、《内科学基础》、《内科学》、《实用内科学》、《诊断学》、《内科疾病鉴别诊断》、《医学老年学》等；有关外语书刊。

第二阶段（第4～5年）

一、培训目标

在巩固前一阶段的基础上，进一步提高医疗知识水平与熟练操作技能，重点放在中西医结合专业本身的临床技能培训。掌握中西医结合诊治疾病的原则和方法，熟练运用中医、西医两套诊法（望闻问切和视触叩听等）进行诊察，明确常见病的西医诊断、治疗和中医辨证论治；掌握常用中药的辨认和方剂配伍组成及其功能与应用。能独立处理中西医结合内科常见病与某些疑难病的治疗，掌握中西医结合特色的临床技能，并具备主持本科门诊和病房日常工作的能力，达到本专业低年主治医师的水平。联系实际深入学习理论知识（参考书见后列），全面掌握本专业疾病与相关的新进展，并具有相当的外语水平和科研能力。

二、轮转科室及时间安排

轮转科室	中西医结合病房	住院总医师
时间（月）	12	12

三、培训内容与要求

（一）中西医结合病房（12个月）

基本要求：能够熟练接诊病人，进行全面体格检查，新病人入院12小时内完成病历记录，管理6～10张床位，观察病情、书写病程日志及各种医疗记录。对中西医结合常见病如上呼吸道感染、支气管炎、肺炎、胃炎、消化性溃疡、胰腺炎、胆囊炎、高血压病、冠心病、肾小球肾炎、泌尿系感染、肾盂肾炎、贫血、风湿、类风湿关节炎、甲状腺功能亢进、甲状腺功能减退、糖尿病及其主要合并症、相关系统的老年病，能进行正确的西医诊断和鉴别诊断，同时按照中医学辨证论治原则进行辨证及分析，达到辨病与辨证相结合。根据三级查房上级医师意见，及时采取必要的检验和检查项目，结合临床正确判断报告结果，提出合理的中西医结合诊疗方案和诊疗措施，并开西医医嘱和中药处方。

（二）中西医结合病房住院总医师（12个月）

住院总医师职责：

全面掌握前述中西医结合常见病的诊断、处理及预后推断，并达到熟练程度，对疑难病例如某些甲状腺疾病、糖尿病及慢性并发症（如视网膜病变、末梢神经炎、肾病）、慢性肾炎、氮质血症、再生障碍性贫血、类风湿关节炎及其风湿性疾病、结缔组织病、免疫性疾病等，以及相关老年性疾病，有一定的诊疗能力。

深入理解并正确运用中西医结合临床特色诊疗模式，要求在明确西医诊断的基础上正确运用中医八纲辨证、气血辨证和脏腑辨证原则进行辨证分析，进而在辨病与辨证相结合的基础上，熟练运用"同病异治"和"异病同治"的原则进行中西医结合综合治疗，注重调动机体抗病能力，探索对疑难病症的防治方法，努力提高疗效。

基本掌握本专业急诊的处理以及各种会诊。能组织业务学习及病历检查。能指导并检查下级住院医师的业务工作参加护理教学或对病人进行健康宣教工作等。参加各级医师查房、临床病例讨论和相关学术活动。

通晓各项临床质量管理的规章制度，协助主治医师完成规定的床位使用率、周转率与优质病历率等指标，配合临床质量管理从第一线把好医疗质量关，为病人提供优质、高效、经济实惠的服务。

掌握中西医结合临床科研思路与方法，紧密结合医疗实践写出有一定水平的文献综述或论文一篇。学习临床信息学，运用现代科学技术开展临床科研工作。参加院内外继续医学教育课程学习，了解本专业学术动态和主要最新成就。

努力提高外语水平，顺利阅读专业外语书刊，能达到每小时4500个字符。

四、参考书刊

《中医诊断学》、《中医内科学》、《方剂学》、《内科学》、《实用内科学》、《诊断学》、

《内科学疾病鉴别诊断》等；《中国中西医结合杂志》、《中医杂志》、《中华内科杂志》、《中国免疫学杂志》、《中国老年杂志》、《国外医学》等；有关医学外语书刊。

进修课：临床药理学、医学影像诊断学、医学检验学、医学信息学。

口腔专科医院培训细则

口腔医学是医学的一个分支，又是相对独立于临床医学的一门一级学科，是以维护、促进口腔健康以及防治口腔器官和口颌系统（包括牙及牙周组织、牙槽骨、唇、颊、舌、腭、咽、面部软组织、颌面诸骨、颞下颌关节、涎腺和相关颈部组织等）疾病为主要内容的学科。口腔疾病综合诊治的范围包括牙体牙髓科、牙周科、儿童口腔科、口腔黏膜科、口腔颌面外科、口腔修复科、口腔正畸科、口腔急诊科常见病的诊断和常见治疗技术的应用。口腔医学生在本科毕业后经过3年口腔综合科住院医师的临床培训或实践，结合理论知识学习，在基本理论、基本知识和基本技能上得到进一步提高，在第3年末获得口腔综合科住院医师培训第一阶段合格证书；再经过2年的口腔各专科住院医师临床培训，在第5年末获得口腔专科住院医师培训第二阶段合格证书。目前设置的口腔二级学科有口腔综合科、牙体牙髓科、牙周科、口腔黏膜科、口腔预防科、儿童口腔科、口腔修复科、口腔正畸科、口腔颌面外科、口腔颌面医学影像科等专业。此细则适用于口腔专科医院。

口腔综合科培训细则

一、培训目标

通过理论学习和临床实践，进行口腔医学知识和临床技能的基础培养，提高培养对象对口腔各类常见疾病的认识，使之掌握口腔科常见疾病的诊治原则和操作技能，成为胜任综合医院口腔科临床工作的口腔医学专门人才，同时为其进一步进入亚专科领域打下基础。在培训过程中，受训者要按期完成培训细则的要求，掌握相应技能和理论知识外，还要注重对医德医风以及全面素质的培养，为成为医疗、教学、科研全面发展的人才打下良好的基础。

二、培训方法

理论知识以自学和讨论为主，有部分授课；实践技能通过临床科室轮转进行培养。整个过程分为2个阶段共5年，其中第一阶段3年，第二阶段2年。受训者在第一阶段进入各口腔亚专业科室轮转，或在口腔综合科室内完成规定数量的口腔亚科病例。通过第一阶段考核后，获得第一阶段合格证书，进入第二阶段培养。受训者在第二阶段需继续从事口腔综合科临床实践，同时参与一定的科室管理工作和一定量的教学、科研工作，通过第二阶段考核后，获得第二阶段合格证书。

三、轮转科室及时间安排

1. 第一阶段在口腔亚专科轮转 3 年，轮转时间安排如下。

轮转科室	牙体牙髓科	牙周科	儿童口腔科	口腔黏膜科	口腔颌面外科	口腔修复科	口腔正畸科	口腔颌面医学影像科	口腔预防科	口腔急诊科
时间（月）	≥6	≥6	≥3	≥2	≥6	≥6	≥1	≥1	≥1	≥4

2. 第二阶段在口腔综合科轮转 2 年。

四、培训内容与要求

[第一阶段]

(一) 牙体牙髓科门诊 (6 个月)

1. 轮转目的

(1) 巩固大学所学牙体牙髓病学理论知识，阅读经典著作及相关文献，或参加必修课或选修课的学习。

(2) 临床技能训练

掌握：牙体牙髓病的正确检查方法和病历书写，初步掌握牙体牙髓科常见病、多发病的病因、发病机制、临床表现、诊断和鉴别诊断、治疗原则和处理方法以及充填材料的选择与应用要点。

2. 临床技能训练要求

治疗或操作项目名称	完成例数	治疗或操作项目名称	完成例数
龋病治疗：		牙髓和根尖病治疗：	
单面各类型龋洞充填	200	活髓保存治疗	15
复面各类型龋洞充填	150	干髓术	3
前牙光敏树脂充填	50	前牙根管治疗	100
非龋病治疗	30	后牙根管治疗	60
		根尖手术	5

(二) 牙周科门诊 (6 个月)

1. 轮转目的

(1) 理论知识学习：巩固大学所学牙周病学理论知识，阅读经典著作及相关文献，或参加必修课或选修课的学习（重点在危险因素、预防、发展趋势、牙周病与全身病的关系——牙周医学、维护期的重要性）。

(2) 临床技能训练：掌握牙周病系统检查、病历书写、诊断及危险因素评估。通过临床病例讨论来加深理解针对不同患者的个性化设计及治疗方法、菌斑控制的理论及方法、与患者交流的方法。

2. 临床技能训练要求

治疗或操作项目名称	完成例数	治疗或操作项目名称	完成例数
全口龈上洁治	180（手工洁治＞30）	常见牙龈病的诊断和治疗（ANUG、白血病等）	30
全口龈下刮治	90	牙周手术	15
松牙固定	15		
𬌗治疗（𬌗干扰及食物嵌塞等）	30	牙周检查、诊断及综合治疗设计（系统治疗病例）	40
牙周-牙髓联合病变	5	菌斑控制的指导（包括对正畸、修复患者）	40
牙周脓肿	8		

（三）儿童口腔科门诊（3个月）

1. 轮转目的

(1) 理论知识学习：巩固大学所学儿童口腔医学的理论知识，阅读经典著作及相关文献，或参加必修课或选修课的学习。

(2) 临床技能训练：掌握儿童口腔疾病的正确检查方法和病历书写，初步掌握儿童口腔常见病、多发病的病因、发病机制、临床表现、诊断和鉴别诊断、治疗原则和处理方法。

2. 临床技能训练要求

治疗或操作项目名称	完成例数	治疗或操作项目名称	完成例数
儿童龋病治疗		乳牙冠髓切断术	10
药物涂布治疗	60	乳牙根管治疗术	50
窝沟封闭	90	年轻恒牙根尖诱导成形术	5
乳前牙充填治疗	45	儿童咬合诱导	
乳磨牙充填治疗	40	丝圈式间隙保持器	5
儿童牙髓和根尖病治疗		儿童牙外伤处理	5

（四）口腔黏膜科门诊（2个月）

1. 轮转目的

(1) 理论知识学习：巩固大学所学口腔黏膜病学的理论知识，阅读经典著作及相关文献，或参加必修课或选修课的学习（重点在常见多发的口腔黏膜病）。

(2) 临床技能训练

①掌握口腔黏膜病的病史采集、检查方法和病历书写，初步掌握口腔黏膜常见病、多发病的病因、发病机制、临床表现、诊断和鉴别诊断、治疗原则和处理方法。

②掌握复发性溃疡、扁平苔藓、疱疹性口炎、白色念珠菌感染的诊治原则。
③熟悉慢性唇炎、白斑、天疱疮等疾病的诊治原则。
④了解某些全身疾病在口腔的表现，如艾滋病、梅毒等。

2. 临床技能训练要求

治疗或操作项目名称	完成例数	治疗或操作项目名称	完成例数
复发性口腔溃疡	40	慢性唇炎	5
扁平苔藓	20	白斑	5
疱疹性口炎	5	天疱疮	1
口腔白色念珠菌感染	15	其他	30

通过专题讲座、病例讨论等加强对罕见病的认识，提高鉴别诊断能力。

（五）口腔预防科门诊（1个月）

1. 轮转目的

（1）理论知识学习：巩固大学所学预防口腔医学的理论知识，阅读经典著作及相关文献，或参加选修课学习。

（2）临床技能训练：熟悉或初步掌握龋病与牙周疾病等口腔常见病多发病的流行病学调查、预防保健原则与方法；了解口腔健康教育与问卷调查的基本原则和方法。

2. 临床技能训练要求

治疗或操作项目名称	完成例数	治疗或操作项目名称	完成例数
预防性充填（包括非创伤性充填）	20	儿童口腔健康状况调查	6
局部涂氟	20	预防咨询	4
菌斑控制示范	10	针对不同病种和个体的系统保健	4
菌斑染色	20		

（六）口腔颌面外科门诊（6个月）

1. 轮转目的

（1）理论知识学习：巩固大学所学口腔颌面外科学的理论知识，阅读经典著作及相关文献，或参加必修课或选修课的学习。

（2）临床技能训练：掌握口腔颌面外科的病史采集、检查方法和病历书写以及各种申请单的正确填写。初步掌握口腔颌面外科常见病、多发病的病因、发病机制、临床表现、诊断和鉴别诊断、治疗原则和处理方法。熟悉口腔颌面外科门诊各项诊疗常规和技术操作常规。

2. 临床技能训练要求

治疗或操作项目名称	完成例数	治疗或操作项目名称	完成例数
常见口腔麻醉（传导阻滞、浸润麻醉）及拔牙	300	牙槽外科手术（主刀）	20
阻生牙、埋伏牙或复杂牙拔除	60	各类门诊小手术（主刀）	20

（七）口腔修复科门诊（6个月）

1. 轮转目的

（1）理论知识学习：巩固大学所学口腔修复学的理论知识，阅读经典著作及相关文献，或参加必修课或选修课的学习。

（2）临床技能训练：掌握常见修复体的适应证、设计原则及牙体制备的基本要求。熟悉常用修复材料的性能和修复体的制作工序。熟悉印模制取、各类修复体戴入及调𬌗等常见问题的处理原则。了解义齿的工艺制作要求。

2. 临床技能训练要求

治疗或操作项目名称	完成例数	治疗或操作项目名称	完成例数
全口义齿	3	烤瓷桥	10
单颌总义齿	5	后牙铸造冠	30
可摘局部义齿	60（含铸造局部义齿30）	后牙铸造	10
烤瓷冠（或全瓷冠）	30	桩核（甲）冠	15

（八）口腔正畸科门诊（1个月）

1. 轮转目的

（1）理论知识学习：巩固大学所学口腔正畸学的理论知识，阅读经典著作，或参加必要的讲座或选修课的学习。

（2）临床技能训练

①基本要求：了解错𬌗畸形的病因、分类、诊断和矫治原则；了解各类矫治器的设计原则及应用。

②较高标准：在上级医师指导下，熟悉活动矫正器的制作，用活动矫治器矫治简单错𬌗病例1~2例。

2. 临床技能训练要求：在上级医师指导下，进行固定矫治器临床简单操作。包括：粘带环、结扎、粘托槽等，用固定矫正器矫治简单错𬌗病例1~2例。

（九）口腔颌面医学影像科（1个月）

1. 轮转目的

（1）理论知识学习：巩固大学所学口腔颌面医学影像学的理论知识，阅读经典著作，或参加必修课和选修课的学习。

（2）临床技能训练：初步掌握常用X线片的正常解剖结构识别及常见颌骨疾病的

X线诊断。了解口腔颌面部常见疾病的影像学表现，了解各类造影检查的操作过程。

2. 临床技能训练要求

治疗或操作项目名称	完成例数
根尖片投照	200
阅读常用口腔X线片（全景片、华氏位、颧弓切线位、下颌骨正侧位等）、CT片	＞80

（十）口腔急诊科（4个月）

1. 轮转目的

（1）理论知识学习：巩固大学所学口腔医学的理论知识，特别是口腔急症及外伤的理论知识。

（2）掌握牙体牙髓病、牙周病的急症处理，熟悉儿童口腔病急症处理和口腔颌面部外伤的应急或初步处理，了解口腔黏膜急症的处理。

2. 临床技能训练量的要求

治疗或操作项目名称	完成例数	治疗或操作项目名称	完成例数
牙痛的鉴别诊断及处置	150	口腔颌面部急性炎症的处置	10
牙外伤的鉴别诊断及处置	40	口腔急性出血的处置	20
牙周脓肿的鉴别诊断及处置	30	急性疱疹性口炎的处置	6
口腔颌面部软硬组织外伤的处置	30	颞下颌关节脱位的处置	10

（十一）对外语、文献阅读、教学、科研能力的要求

1. 参加病例讨论10次，报告口腔综合科病例3例（涉及2个以上口腔亚专科疾病的诊断、治疗，例如牙周手术治疗后的修复或正畸治疗及健康维护等。）

2. 完成口腔专业外文文献翻译1篇（中文＞3000字）。完成文献综述1篇（要求阅读20篇以上参考文献，其中外文15篇）。

3. 参加一期教学工作，如辅助小讲课、判作业及指导实习等。

［第二阶段］

（一）轮转目的和要求

口腔综合科第二阶段培养以全面熟练掌握并综合运用各口腔亚专业知识与技能为目标，主要在本科室从事口腔综合门诊工作24个月，每月接诊量＞200人次，接诊患者的70%以上应含2个以上口腔医学亚科处置的口腔综合病例，30%以上应含3个以上口腔医学亚专业处置的口腔综合病例。同时要了解并掌握新近出现的新技术、新疗法。

1. 口腔颌面外科专业：在第一阶段理论和操作训练的基础上，进一步掌握口腔常用药的使用方法。完全掌握牙槽外科的各种手术技巧。

2. 牙体牙髓专业：在第一阶段理论和操作训练的基础上，进一步掌握现代根管治疗的流程，理解根管治疗的局限性。

3. 牙周专业：在第一阶段理论和操作训练的基础上，进一步熟练掌握牙周基本治疗技术，了解并初步掌握膜龈手术技巧。

4. 口腔修复专业：在第一阶段理论和操作训练的基础上，进一步了解各种精密附着体的适应证与使用方法，掌握咬合关系紊乱患者的修复方法。

（二）临床技能训练要求

治疗或操作项目名称	年完成例数	治疗或操作项目名称	年完成例数
各类单、复面龋洞充填	200	各类拔牙术	200
前牙根管治疗	60	各类牙槽外科手术及门诊小手术	50
后牙根管治疗	100	全口义齿	3
镍钛器械根管预备	50	可摘局部义齿	40
根尖手术	2	固定义齿（包括冠、桩核、桥等）	100
全口龈上洁治	150	各种精密附着体	3
全口龈下刮治	50	咬合关系紊乱的口腔修复	1
各类牙周手术	10		

（三）对外语、文献阅读、教学、科研能力的要求

1. 参加病例讨论 10 次，报告口腔综合科病例 5 例（涉及 2 个以上口腔亚专科的病例 3 例，涉及 3 个以上口腔亚专科的病例 2 例）。
2. 如担任科室秘书、门诊组长、住院总医师等管理工作。
3. 参加教学工作，独立主讲小课，指导实习。
4. 在核心期刊上正式发表论著文章至少 1 篇。

五、参考书刊

人民卫生出版社出版的卫生部口腔医学规划教材 16 部（建议采用最新版）
北京大学医学出版社出版的口腔医学长学制教材 16 部
张震康，俞光岩主编. 实用口腔科学. 第 3 版. 北京：人民卫生出版社，2009
中华医学会编著. 临床技术操作规范：口腔医学分册. 北京：人民军医出版社，2004
中华口腔医学杂志、华西口腔医学杂志、实用口腔医学杂志、现代口腔医学杂志、临床口腔医学杂志、上海口腔医学、北京口腔医学、口腔医学研究、Journal of Dental Research、JADA、Oral Surg Oral Med Oral Pathol Oral Radio Endo 等。

六、考核

阶段考核均由专业理论、专业外语、公共外语的笔试、病例汇报、临床实际操作和思辨四部分组成。

第一阶段考核的病例汇报要求至少3例，取自日常临床工作，至少涉及两个口腔亚专业，必须包括术前病史、检查的详细资料、诊断与治疗过程，以及治疗效果展示。

第二阶段考核的病例汇报要求至少5例，取自日常临床工作，至少涉及三个专业，必须包括术前详细检查资料、诊断与治疗过程、治疗效果展示，以及回访、追踪情况。

牙体牙髓科培训细则

牙体牙髓病学是口腔医学的一个重要分支，牙体牙髓科是隶属口腔医学的二级学科，是以维护、促进人们牙齿健康以及防治牙齿疾病为主要内容的学科。牙体牙髓科诊治的范围包括龋齿、牙体硬组织非龋疾病、牙髓炎和根尖周炎的诊断，以及牙体治疗技术和根管治疗技术的应用。牙体牙髓科住院医师在口腔医学本科毕业后经过3年口腔综合科住院医师的临床培训或实践，结合理论知识学习，在基本理论、基本知识和基本技能上得到进一步提高，在第3年末获得住院医师第一阶段培训合格证书；再经过2年的牙体牙髓科专科住院医师临床培训，在第5年末获得住院医师第二阶段培训合格证书；可为口腔疾病患者提供专业性诊治服务和（或）实施口腔健康预防保健措施。

一、培训目标

通过第一阶段理论学习和临床实践，进行口腔医学知识和临床技能的基础培养，提高培养对象对口腔各类常见疾病的认识，使之掌握口腔科常见疾病的诊治原则和操作技能，为其进一步进入牙体牙髓科专科领域打下基础。通过第二阶段理论学习和临床实践，熟练掌握各类牙体牙髓科疾病的诊断、治疗设计及处理原则，达到初级牙体牙髓科专科医师的水平。在培训过程中，受训者要按期完成培训细则的要求，掌握相应技能和理论知识外，还要注重对医德医风以及全面素质的培养，为成为医疗、教学、科研全面发展的人才打下良好的基础。

二、培训方法

理论知识以自学和讨论为主，有部分授课；实践技能通过临床科室轮转进行培养。整个过程分为2个阶段共5年，其中第一阶段3年，第二阶段2年。受训者在第一阶段进入各口腔亚专业科室轮转，或在口腔综合科室内完成规定数量的口腔亚科病例。通过第一阶段考核后，获得第一阶段合格证书，进入第二阶段培养。受训者在第二阶段进入牙体牙髓科从事专科临床实践，同时参与一定科室管理工作，并从事一定量的教学、科研工作，通过第二阶段考核后，获得第二阶段合格证书。

三、轮转科室及时间安排

1. 第一阶段在口腔亚专科轮转 3 年，轮转时间安排如下。

轮转科室	牙体牙髓科	牙周科	儿童口腔科	口腔黏膜科	口腔颌面外科	口腔修复科	口腔正畸科	口腔颌面医学影像科	口腔预防科	口腔急诊科
时间（月）	≥6	≥6	≥3	≥2	≥6	≥6	≥1	≥1	≥1	≥4

2. 第二阶段在牙体牙髓科轮转 2 年。

四、培训内容与要求

第一阶段

同口腔综合科。

第二阶段

（一）轮转目的和要求：牙体牙髓科第二阶段培养以全面熟练掌握并综合运用牙体牙髓科专业知识与技能为目标，主要在本科室从事口腔综合门诊工作 24 个月，每日最低门诊量为 12 人次；同时要了解并掌握新近出现的新技术、新疗法。

1. 熟练掌握牙体牙髓病病史的采集，正确的检查方法及规范化的病历书写。
2. 掌握本专业常见病、多发病及急症的诊治原则及方法。
3. 在第一阶段基础上，掌握本专业常见病的各项诊疗常规和治疗操作常规，并能进行规范化操作。
4. 锻炼解决本专业急、重、疑难病例的能力。

（二）临床技能训练要求

治疗或操作项目名称	年完成例数	治疗或操作项目名称	年完成例数
各类牙体缺损（龋和非龋）的诊治	200	根尖周病	150
复查复合树脂直接粘接修复一年以上病例		活髓保存	10
		前牙根管治疗	40
Ⅰ类洞	20	后牙根管治疗	60
Ⅱ类洞	20	复查非感染根管治疗 2 年以上疗效	20
Ⅴ类洞	20	复查感染根管治疗 2 年以上疗效	20
Ⅲ类洞	10	根尖手术	1~2
Ⅳ类洞	10	诊治疑难病例	20
牙髓病	150		

（三）对外语、文献阅读、教学、科研能力的要求

1. 报告牙体牙髓科病例5例。
2. 参加教学工作，独立主讲小课，指导实习。
3. 在核心期刊上正式发表的论著文章至少1篇。

五、参考书刊

人民卫生出版社出版的卫生部口腔医学规划教材16部（建议采用最新版）

北京大学医学出版社出版的口腔医学长学制教材16部

张震康，俞光岩主编. 实用口腔科学. 第3版. 北京：人民卫生出版社，2009

中华医学会编著. 临床技术操作规范：口腔医学分册. 北京：人民军医出版社，2004

中华口腔医学杂志、华西口腔医学杂志、实用口腔医学杂志、现代口腔医学杂志、临床口腔医学杂志、上海口腔医学、北京口腔医学、口腔医学研究、Journal of Dental Research、JADA、Oral Surg Oral Med Oral Pathol Oral Radio Endo 等。

高学军. 临床龋病学. 北京：北京大学医学出版社，2008

王嘉德，高学军. 牙体牙髓病学. 北京：北京大学医学出版社，2006

岳林. 牙髓外科实用教程. 北京：人民军医出版社，2008

Gutmann JL, eds. Problem Solving in Endodontics: Prevention, Identification and Management. 4th ed. St Louis: Mosby, 2005

Stephen Cohen, eds. Pathway of the Pulp. 9th ed. St Louis: Mosby, 2006

Theodore Roberson, eds. Sturdevant's Art and Science of Operative Dentistry. 5th ed. St Louis: Mosby, 2006

六、考核

阶段考核均由专业理论、专业外语、公共外语的笔试、病例汇报、临床实际操作和思辨四部分组成。

第一阶段考核的病例汇报要求至少3例，取自日常临床工作，至少涉及两个口腔亚专业，必须包括术前病史、检查的详细资料、诊断与治疗过程，以及治疗效果展示。

第二阶段考核的病例汇报要求至少5例，取自牙体牙髓科日常临床工作，必须包括治疗前详细检查资料、诊断与治疗过程、治疗效果展示，以及回访、追踪情况。

牙周科培训细则

牙周病学是口腔医学的一个重要分支，牙周科是隶属口腔医学的二级学科，是以维护、促进人们牙周组织健康以及防治牙周疾病为主要内容的学科。牙周科诊治的范围包括牙龈炎、牙周炎的诊断，以及各种牙周治疗技术的应用。牙周科住院医师在口腔医学

本科毕业后经过 3 年口腔综合科住院医师的临床培训或实践，结合理论知识学习，在基本理论、基本知识和基本技能上得到进一步提高，在第 3 年末获得住院医师第一阶段培训合格证书；再经过 2 年的牙周科专科住院医师临床培训，在第 5 年末获得住院医师第二阶段培训合格证书，可为牙周病患者提供专业性诊治服务和（或）实施口腔健康预防保健措施。

一、培训目标

通过第一阶段理论学习和临床实践，进行口腔医学知识和临床技能的基础培养，提高培养对象对口腔各类常见疾病的认识，使之掌握口腔科常见疾病的诊治原则和操作技能，为其进一步进入牙周专科领域打下基础。通过第二阶段理论学习和临床实践，熟练掌握各类牙周疾病的诊断、治疗设计及处理原则，达到初级儿童口腔专科医师的水平。在培训过程中，受训者要按期完成培训细则的要求，掌握相应技能和理论知识外，还要注重对医德医风以及全面素质的培养，为成为医疗、教学、科研全面发展的人才打下良好的基础。

二、培训方法

理论知识以自学和讨论为主，有部分授课；实践技能通过临床科室轮转进行培养。整个过程分为 2 个阶段共 5 年，其中第一阶段 3 年，第二阶段 2 年。受训者在第一阶段进入各口腔亚专业科室轮转，或在口腔综合科室内完成规定数量的口腔亚科病例。通过第一阶段考核后，获得第一阶段合格证书，进入第二阶段培养。受训者在第二阶段进入牙周科从事专科临床实践，同时参与一定科室管理工作，并从事一定量的教学、科研工作，通过第二阶段考核后，获得第二阶段合格证书。

三、轮转科室及时间安排

1. 第一阶段在口腔亚专科轮转 3 年，轮转时间安排如下。

轮转科室	牙体牙髓科	牙周科	儿童口腔科	口腔黏膜科	口腔颌面外科	口腔修复科	口腔正畸科	口腔颌面医学影像科	口腔预防科	口腔急诊科
时间（月）	≥6	≥6	≥3	≥2	≥6	≥6	≥1	≥1	≥1	≥4

2. 第二阶段在牙周科轮转 2 年。

四、培训内容与要求

第一阶段
同口腔综合科。

第二阶段
（一）轮转目的和要求：牙周科第二阶段培养以全面熟练掌握并综合运用牙周病学专业知识与技能为目标，主要在本科室从事口腔综合门诊工作24个月。掌握牙周系统检查、诊断及系统治疗设计，能正确诊断牙周常见病种。

牙龈病：包括慢性龈炎（边缘性龈炎）、妊娠期龈炎、青春期龈炎、药物性牙龈增生、坏死性龈炎、牙龈乳头炎。

牙周炎：包括慢性牙周炎、侵袭性牙周炎、根分叉病变、牙周牙髓联合病变、牙周脓肿。

对其他病种有所了解：遗传性牙龈纤维瘤病、急性多发性龈脓肿、牙龈浆细胞增多症、化脓性肉芽肿、掌趾角化-牙周破坏综合征等反映全身疾病的牙周炎。

掌握牙周固定及调𬌗方法，应熟悉的手术种类应包括：牙龈切除术、改良Widman翻瓣术、根向复位瓣术、骨成形术、牙周组织再生性手术（如植骨术、引导性组织再生术等）、牙冠延长术、截根术、牙半切除术。

同时要了解并掌握新近出现的新技术、新疗法。

（二）临床技能训练要求

治疗或操作项目名称	年完成例数	治疗或操作项目名称	年完成例数
全口龈上洁治	200	牙周各类手术	15~30
龈下刮治及根面平整	100	牙周固定	5
牙周系统治疗并有完整病历资料	20	调𬌗	10

（三）对外语、文献阅读、教学、科研能力的要求
1．每4个月在全科作一次"专题综述"或组织全科病例讨论，两年共5次以上。
2．参加一轮本科生前期教学工作。
3．在主治医师指导下参与院内会诊。
4．担任诊室组长或科室秘书工作（半年）。
5．参加院内、科内及相关科室的学术活动并进行登记。在核心期刊上正式发表论著文章至少1篇。

五、参考书刊

人民卫生出版社出版的卫生部口腔医学规划教材16部（建议采用最新版）

北京大学医学出版社出版的口腔医学长学制教材 16 部

张震康，俞光岩主编．实用口腔科学．第 3 版．北京：人民卫生出版社，2009

中华医学会编著．临床技术操作规范：口腔医学分册．北京：人民军医出版社，2004

中华口腔医学杂志、华西口腔医学杂志、实用口腔医学杂志、现代口腔医学杂志、临床口腔医学杂志、上海口腔医学、北京口腔医学、口腔医学研究、Journal of Dental Research、JADA、Oral Surg Oral Med Oral Pathol Oral Radio Endo 等。

《口腔微生物学》、通读 Carranza's Clinical Periodontology、Clinical Periodontology and Implant Dentistry（部分章节）。

六、考核

阶段考核均由专业理论、专业外语、公共外语的笔试、病例汇报、临床实际操作和思辨四部分组成。

第一阶段考核的病例汇报要求至少 3 例，取自日常临床工作，至少涉及两个口腔亚专业，必须包括术前病史、检查的详细资料、诊断与治疗过程，以及治疗效果展示。

第二阶段考核的病例汇报要求至少 5 例，取自牙周科日常临床工作，必须包括治疗前详细检查资料、诊断与治疗过程、治疗效果展示，以及回访、追踪情况。

口腔黏膜科培训细则

口腔黏膜病学是口腔医学的一个重要分支，口腔黏膜科是隶属口腔医学的二级学科，是以维护、促进人们口腔黏膜组织健康以及防治口腔黏膜疾病为主要内容的学科。口腔黏膜科诊治的范围包括口腔黏膜感染性及非感染性疾病、口腔癌前损害、皮肤黏膜病、系统病在口腔黏膜的表征。口腔黏膜科住院医师在口腔医学本科毕业后经过 3 年口腔综合科住院医师的临床培训或实践，结合理论知识学习，在基本理论、基本知识和基本技能上得到进一步提高，在第 3 年末获得住院医师第一阶段培训合格证书；再经过 2 年的口腔黏膜科专科住院医师临床培训，在第 5 年末获得住院医师第二阶段培训合格证书，可为口腔黏膜疾病患者提供专业性诊治服务和（或）实施口腔健康预防保健措施。

一、培训目标

通过第一阶段理论学习和临床实践，进行口腔医学知识和临床技能的基础培养，提高培养对象对口腔各类常见疾病的认识，使之掌握口腔科常见疾病的诊治原则和操作技能，为其进一步进入亚专科领域打下基础。通过第二阶段理论学习和临床实践，熟练掌握各类口腔黏膜疾病的诊断、治疗设计及处理原则，达到初级口腔黏膜病专科医师的水平。在培训过程中，受训者要按期完成培训细则的要求，掌握相应技能和理论知识外，还要注重对医德医风以及全面素质的培养，为成为医疗、教学、科研全面发展的人才打下良好的基础。

二、培训方法

理论知识以自学和讨论为主，有部分授课；实践技能通过临床科室轮转进行培养。整个过程分为2个阶段共5年，其中第一阶段3年，第二阶段2年。受训者在第一阶段进入各口腔亚专业科室轮转，或在口腔综合科室内完成规定数量的口腔亚科病例。通过第一阶段考核后，获得第一阶段合格证书，进入第二阶段培养。受训者在第二阶段进入口腔黏膜科从事专科临床实践，同时参与一定科室管理工作，并从事一定量的教学、科研工作，通过第二阶段考核后，获得第二阶段合格证书。

三、轮转科室及时间安排

1. 第一阶段在口腔亚专科轮转3年，轮转时间安排如下。

轮转科室	牙体牙髓科	牙周科	儿童口腔科	口腔黏膜科	口腔颌面外科	口腔修复科	口腔正畸科	口腔颌面医学影像科	口腔预防科	口腔急诊科
时间（月）	≥6	≥6	≥3	≥2	≥6	≥6	≥1	≥1	≥1	≥4

2. 第二阶段在口腔黏膜科轮转2年。

四、培训内容与要求

第一阶段
同口腔综合科。

第二阶段
（一）轮转目的和要求：口腔黏膜科第二阶段培养以全面熟练掌握并综合运用各口腔黏膜病学专业知识与技能为目标，进一步熟悉口腔黏膜病常见病的病因、发病机制、诊疗方法及进展。主要在本科室从事口腔黏膜门诊工作18个月，每月接诊量≥120人次，同时轮转口腔病理科1个月、皮肤科2个月、中医/针灸科3个月。

口腔黏膜科轮转要求：

1. 熟练掌握口腔黏膜专业的各种常见病和多发病的诊断治疗，进一步熟悉口腔黏膜病常见病的病因、发病机制、诊疗方法及进展。
2. 应进一步掌握并独立完成口腔黏膜病诊治技术，如活检、唾液流量测定、真菌或脱落细胞涂片检查、湿敷等。
3. 掌握口腔黏膜少见病及诊治思路及鉴别诊断方法，对慢性盘状红斑狼疮、疱性疾病及变态反应性疾病具有诊断正确并能提出合理的治疗方案的能力，并完成上述系统病例3～5例。

4. 初步掌握运用中医理论及治则诊治口腔黏膜病。

口腔病理科轮转1个月，要求掌握口腔黏膜常见病的组织病理学特点，熟悉口腔组织病理切片及了解免疫病理切片的制作步骤和方法。见习的病种有：白斑（单纯增生、轻中重度异常增生、原位癌）、红斑、扁平苔藓、慢性盘状红斑狼疮、慢性唇炎、天疱疮、类天疱疮、白色海绵状斑痣、白色水肿、黏膜良性淋巴组织增生症、肉芽肿性唇炎、念珠菌性白斑、舌淀粉样变、黏膜下纤维性变、干燥综合征等。

皮肤科轮转累计2个月，要求每周参加1天皮肤科门诊，在上级医师的指导下完成皮科门诊初诊病历的书写、诊治100例。实习中要求熟悉的病种包括皮科常见病、多发病，如：浅部真菌感染、疣、带状疱疹、脓疱疮、皮炎湿疹类皮肤病、荨麻疹、银屑病、玫瑰糠疹、脱发、痤疮、白癜风、色素痣等，以及几种主要性病（梅毒、淋病、艾滋病、阴部疱疹等）。了解药疹、急性荨麻疹、疱性皮肤病、红斑狼疮、皮肌炎、硬皮病等皮肤病的诊断和处理。参加皮肤科全科疑难病会诊。

中医、针灸科轮转累计3个月，要求第一个月每周参加1天中医内科门诊常见病的诊疗工作，第二、三个月每周参加半天中医内科门诊常见病的诊疗工作、半天针灸科门诊常见病的诊疗工作。熟悉其病因、病机、辨证和治疗药方。熟悉舌诊、脉诊的内容及其临床意义，掌握望舌、切脉的方法和注意事项。在上级医师的指导下写好中医或针灸科的门诊初诊病历100例，做出辨证施治方案，包括：感冒、中暑、哮喘、胃病、呕吐、腹痛、便秘、头痛、中风、面痛、面瘫、牙痛等。了解针灸科常用技术（如毫针、耳针）的适应证、禁忌证，熟悉操作方法及注意事项。

（二）临床技能训练要求

治疗或操作项目名称	年完成例数	治疗或操作项目名称	年完成例数
复发性口腔溃疡	150	慢性盘状红斑狼疮	30
扁平苔藓	200	白斑、红斑	30
真菌感染性疾病	100	创伤性病损	30
病毒或细菌感染性疾病	40	天疱疮	10
慢性唇炎	40	类天疱疮	10
肉芽肿性唇炎	10	口腔干燥综合征	10
地图舌、沟纹舌	30	变态反应性疾病	10
其他唇舌疾病	100	系统病的口腔表现	20

（三）对外语、文献阅读、教学、科研能力的要求

1. 参加病例讨论10次，报告口腔黏膜科病例5例。
2. 与主治医师一起参与院内会诊并参加疑难病例讨论。
3. 如担任科室秘书、门诊组长、住院总医师等科室管理工作。
4. 参加指导口腔黏膜病学专业生产实习，指导低年住院医师、进修医师的临床工作，承担部分小讲课任务。

5. 在核心期刊上正式发表论著文章至少1篇。

五、参考书刊

人民卫生出版社出版的卫生部口腔医学规划教材16部（建议采用最新版）
北京大学医学出版社出版的口腔医学长学制教材16部
张震康，俞光岩主编. 实用口腔科学. 第3版. 北京：人民卫生出版社，2009
中华医学会编著. 临床技术操作规范：口腔医学分册. 北京：人民军医出版社，2004
中华口腔医学杂志、华西口腔医学杂志、实用口腔医学杂志、现代口腔医学杂志、临床口腔医学杂志、上海口腔医学、北京口腔医学、口腔医学研究、Journal of Dental Research、JADA、Oral Surg Oral Med Oral Pathol Oral Radio Endo 等。

六、考核

阶段考核均由专业理论、专业外语、公共外语的笔试、病例汇报、临床实际操作和思辨四部分组成。

第一阶段考核的病例汇报要求至少3例，取自日常临床工作，至少涉及两个口腔亚专业，必须包括术前病史、检查的详细资料、诊断与治疗过程，以及治疗效果展示。

第二阶段考核的病例汇报要求至少5例，取自口腔黏膜科日常临床工作，必须包括术前详细检查资料、诊断与治疗过程、治疗效果展示，以及回访、追踪情况。

口腔预防科培训细则

口腔预防学是口腔医学的一个重要分支，又是公共卫生和预防医学不可分割的重要组成部分。口腔预防科是隶属口腔医学的二级学科。口腔预防科的业务范围包括应用流行病学和预防学方法评价人群健康状况、提供公共保健措施，达到促进健康，预防疾病发生，控制疾病发展为主要内容。口腔预防科住院医师在口腔医学本科毕业后经过3年口腔综合科住院医师的临床培训或实践，结合理论知识学习，在基本理论、基本知识和基本技能上得到进一步提高，在第3年末获得住院医师第一阶段培训合格证书；再经过2年的口腔预防学专科住院医师临床培训，在第5年末获得住院医师第二阶段培训合格证书，可为口腔疾病患者提供专业性诊治服务和（或）实施口腔健康预防保健措施。

一、培训目标

通过第一阶段理论学习和临床实践，进行口腔医学知识和临床技能的基础培养，提高培养对象对口腔各类常见疾病的认识，使之掌握口腔科常见疾病的诊治原则和操作技能，为其进一步进入亚专科领域打下基础。通过第二阶段理论学习和临床实践，熟练掌握各类口腔疾病的诊断、治疗设计及处理原则,达到初级口腔预防学专科医师的水平。在培训过程中,受训者要按期完成培训细则的要求,掌握相应技能和理论知识外,还要注重对医德医风以及全面素质的培养,为成为医疗、教学、科研全面发展的人才打下良好的基础。

二、培训方法

理论知识以自学和讨论为主,有部分授课;实践技能通过临床科室轮转进行培养。整个过程分为2个阶段共5年,其中第一阶段3年,第二阶段2年。受训者在第一阶段进入各口腔亚专业科室轮转,或在口腔综合科室内完成规定数量的口腔亚科病例。通过第一阶段考核后,获得第一阶段合格证书,进入第二阶段培养。受训者在第二阶段进入口腔预防科从事专科临床实践,同时参与一定科室管理工作,并从事一定量的教学、科研工作,通过第二阶段考核后,获得第二阶段合格证书。

三、轮转科室及时间安排

1. 第一阶段在口腔亚专科轮转3年,轮转时间安排如下。

轮转科室	牙体牙髓科	牙周科	儿童口腔科	口腔黏膜科	口腔颌面外科	口腔修复科	口腔正畸科	口腔颌面医学影像科	口腔预防科	口腔急诊科
时间(月)	≥6	≥6	≥3	≥2	≥6	≥6	≥1	≥1	≥1	≥4

2. 第二阶段在口腔预防科轮转2年。

四、培训内容与要求

第一阶段
同口腔综合科。

第二阶段
(一)轮转目的和要求:口腔预防科第二阶段培养以全面熟练掌握并综合运用各口腔预防专业知识与技能为目标,主要在本科室从事口腔预防门诊、地段学校或幼儿园、社区或实验室工作24个月,同时要了解并掌握新近出现的新技术、新疗法。

1. 掌握龋病和牙周疾病等口腔常见病、多发病的流行病学理论,掌握口腔健康调查的基本方法。
2. 熟悉各项口腔预防保健常规,并严格执行。
3. 掌握流行病学调查方法、调查资料的整理分析方法、一二三级口腔预防保健的原则与方法。

（二）临床技能训练要求

治疗或操作项目名称	年完成牙数	治疗或操作项目名称	年完成牙数
窝沟封闭或预防性充填	50	口腔卫生指导	300
乳恒牙龋充填	200	数据处理分析	2项
局部用氟	50		

（三）对外语、文献阅读、教学、科研能力的要求

1. 报告口腔预防科病例5例。
3. 担任地段组长、项目秘书、门诊组长工作等。
2. 参加教学工作（带教实习）一轮。
3. 在核心期刊上正式发表论著文章至少1篇。

五、参考书刊

人民卫生出版社出版的卫生部口腔医学规划教材16部（建议采用最新版）
北京大学医学出版社出版的口腔医学长学制教材16部
张震康，俞光岩主编. 实用口腔科学. 第3版. 北京：人民卫生出版社，2009
中华医学会编著. 临床技术操作规范：口腔医学分册. 北京：人民军医出版社，2004
樊明文主编. 龋病学. 北京：人民卫生出版社，2003
Murray JJ. Preventive and Oral Disease. 3rd ed. Oxford：Oxford University Press，1996

中华口腔医学杂志、华西口腔医学杂志、实用口腔医学杂志、现代口腔医学杂志、临床口腔医学杂志、上海口腔医学、北京口腔医学、口腔医学研究、Journal of Dental Research、JADA、Oral Surg Oral Med Oral Pathol Oral Radio Endo 等。

六、考核

阶段考核均由专业理论、专业外语、公共外语的笔试、病例汇报、临床实际操作和思辨四部分组成。

第一阶段考核的病例汇报要求至少3例，取自日常临床工作，至少涉及两个口腔亚专业，必须包括术前病史、检查的详细资料、诊断与治疗过程，以及治疗效果展示。

第二阶段考核的病例汇报要求至少5例，取自口腔预防科日常临床工作，必须包括治疗前详细检查资料、诊断与治疗过程、治疗效果展示，以及回访、追踪情况。

儿童口腔科培训细则

儿童口腔科是口腔医学的一个分支，是隶属口腔医学的二级学科，是以维护、促进

儿童口腔健康以及防治儿童口腔疾病为主要内容的学科。儿童口腔科诊治的范围包括儿童的牙齿、𬌗、颌面疾病的诊断，以及常见治疗技术和儿童口腔科专门治疗技术的应用。儿童口腔科住院医师在口腔医学本科毕业后经过3年口腔综合科住院医师的临床培训或实践，结合理论知识学习，在基本理论、基本知识和基本技能上得到进一步提高，在第3年末获得住院医师第一阶段培训合格证书；再经过2年的儿童口腔科专科住院医师临床培训，在第5年末获得住院医师第二阶段培训合格证书，可为儿童口腔疾病患者提供专业性诊治服务和（或）实施口腔健康预防保健措施。

一、培训目标

通过第一阶段理论学习和临床实践，进行口腔医学知识和临床技能的基础培养，提高培养对象对口腔各类常见疾病的认识，使之掌握口腔科常见疾病的诊治原则和操作技能，为其进一步进入儿童口腔科打下基础。通过第二阶段理论学习和临床实践，熟练掌握各类儿童疾病的诊断、治疗设计及处理原则，达到初级儿童口腔专科医师的水平。在培训过程中，受训者要按期完成培训细则的要求，除掌握相应技能和理论知识外，还要注重对医德医风以及全面素质的培养，为成为医疗、教学、科研全面发展的人才打下良好的基础。

二、培训方法

理论知识以自学和讨论为主，有部分授课；实践技能通过临床科室轮转进行培养。整个过程分为2个阶段共5年，其中第一阶段3年，第二阶段2年。受训者在第一阶段进入各口腔亚专业科室轮转，或在口腔综合科室内完成规定数量的口腔亚科病例。通过第一阶段考核后，获得第一阶段合格证书，进入第二阶段培养。受训者在第二阶段进入儿童口腔科从事专科临床实践，同时参与一定科室管理工作，并从事一定量的教学、科研工作，通过第二阶段考核后，获得第二阶段合格证书。

三、轮转科室及时间安排

1. 第一阶段在口腔亚专科轮转3年，轮转时间安排如下：

轮转科室	牙体牙髓科	牙周科	儿童口腔科	口腔黏膜科	口腔颌面外科	口腔修复科	口腔正畸科	口腔颌面医学影像科	口腔预防科	口腔急诊科
时间（月）	≥6	≥6	≥3	≥2	≥6	≥6	≥1	≥1	≥1	≥4

2. 第二阶段在儿童口腔科轮转2年。

四、培训内容与要求

第一阶段
同口腔综合科。

第二阶段
(一) 轮转目的和要求：儿童口腔科第二阶段培养主要在本科室从事儿童口腔科门诊工作24个月，以全面熟练掌握并综合运用各儿童口腔科专业知识与技能为目标，熟练掌握儿童龋病、乳牙和年轻恒牙牙髓根尖周病、前牙外伤、儿童黏膜病及牙周病的诊断、治疗设计及处理原则，初步掌握儿童牙、𬌗、颌生长发育特点，掌握牙、𬌗、颌发育异常及其病因、治疗原则，初步掌握发育期牙列的间隙管理及错𬌗的阻断性矫治，对儿童疑难病能提出自己的见解，并有一定的处理能力。

(二) 临床技能训练要求

治疗或操作项目名称	年完成例数	典型病例数	治疗或操作项目名称	年完成例数	典型病例数
Ⅰ类洞充填	300	30	预成冠修复	15～20	10
Ⅱ类洞充填	300	30	树脂嵌体	1～2	
窝沟封闭	80	10	树脂贴面	5	
龋病药物治疗	10	3	牙本质折断	5	
恒前牙光敏树脂充填修复	20	10	全牙列𬌗垫外伤牙固定	2	
二次去腐治疗	3～5	2	复合树脂加钢丝外伤牙固定	2	
预防性树脂充填	20	20	再植牙处理	1	
直(间)接盖髓术	5	2	鹅口疮	1	
冠髓切断术	30	10	疱疹性口炎	1	
根尖诱导成形术	15	10	乳前牙拔除	20	5
乳牙根管治疗	150	20	乳后牙拔除	10	2
第一恒磨牙根管治疗	10	3	畸形中央尖的处理	2～3	1
功能性间隙保持器	2～3	1	第一恒磨牙异位萌出的治疗	2～3	1
丝圈保持器	3～5	3	部分恒牙先天缺失的治疗	1～2	
上颌 Nance 弓	2～3	1	简单多生牙的拔除	2～3	
下颌舌弓	2～3	1			
活动矫正器矫正乳前牙或混合牙列替牙期反𬌗	1～2				

(三) 对外语、文献阅读、教学、科研能力的要求
1. 每4个月在全科作一次"专题综述"或组织全科病例讨论，两年共5次以上。
2. 在上级医师指导下参与会诊。
3. 如担任科室秘书、门诊组长、住院总医师等科室管理工作。

4. 参加教学工作，独立主讲小课，指导实习。
5. 在核心期刊上正式发表论著文章至少1篇。

五、参考书刊

人民卫生出版社出版的卫生部口腔医学规划教材16部（建议采用最新版）
北京大学医学出版社出版的口腔医学长学制教材16部
张震康，俞光岩主编. 实用口腔科学. 第3版. 北京：人民卫生出版社，2009
中华医学会编著. 临床技术操作规范：口腔医学分册. 北京：人民军医出版社，2004
中华口腔医学杂志、华西口腔医学杂志、实用口腔医学杂志、现代口腔医学杂志、临床口腔医学杂志、上海口腔医学、北京口腔医学、口腔医学研究、Journal of Dental Research、JADA、Oral Surg Oral Med Oral Pathol Oral Radio Endo 等。

六、考核

阶段考核均由专业理论、专业外语、公共外语的笔试、病例汇报、临床实际操作和思辨四部分组成。

第一阶段考核的病例汇报要求至少3例，取自日常临床工作，至少涉及两个口腔亚专业，必须包括术前病史、检查的详细资料、诊断与治疗过程，以及治疗效果展示。

第二阶段考核的病例汇报要求至少5例，取自日常儿童口腔科临床工作，必须包括治疗前详细检查资料、诊断与治疗过程、治疗效果展示，以及回访、追踪情况。

口腔修复科培训细则

口腔修复学是口腔医学的一个重要分支，口腔修复科是隶属口腔医学的二级学科，是用符合口腔生理和生物力学的方法修复口腔内及颌面部各种缺损为主要内容的学科。口腔修复科的诊治范围包括牙体牙列缺损、牙列缺失的治疗与关节病、牙周病的矫形治疗以及颌面缺损的修复。口腔修复科住院医师在口腔医学本科毕业后经过3年口腔综合科住院医师的临床培训或实践，结合理论知识学习，在基本理论、基本知识和基本技能上得到进一步提高，在第3年末获得住院医师第一阶段培训合格证书；再经过2年的口腔修复科专科住院医师临床培训，在第5年末获得住院医师第二阶段培训合格证书，可为口腔疾病患者提供专业性诊治服务和（或）实施口腔健康预防保健措施。

一、培训目标

通过第一阶段理论学习和临床实践，进行口腔医学知识和临床技能的基础培养，提高培养对象对口腔各类常见疾病的认识，使之掌握口腔科常见疾病的诊治原则和操作技能，为其进一步进入口腔修复专科领域打下基础。通过第二阶段理论学习和临床实践，熟练掌握各类修复体的适应证和设计原则，达到初级口腔修复专科医师的水平。在培训过程中，受训者要按期完成培训细则的要求，掌握相应技能和理论知识外，还要注重对医德医风以及全面素质的培养，为成为医疗、教学、科研全面发展的人才打下良好的基础。

二、培训方法

理论知识以自学和讨论为主，有部分授课；实践技能通过临床科室轮转进行培养。整个过程分为2个阶段共5年，其中第一阶段3年，第二阶段2年。受训者在第一阶段进入口腔亚专业科室轮转，或在口腔综合科室内完成规定数量的口腔亚科病例。通过第一阶段考核后，获得第一阶段合格证书，进入第二阶段培养。受训者在第二阶段进入口腔修复科从事专科临床实践，同时参与一定科室管理工作，并从事一定量的教学、科研工作，通过第二阶段考核后，获得第二阶段合格证书。

三、轮转科室及时间安排

1. 第一阶段在口腔亚专科轮转3年，轮转时间安排如下。

轮转科室	牙体牙髓科	牙周科	儿童口腔科	口腔黏膜科	口腔颌面外科	口腔修复科	口腔正畸科	口腔颌面医学影像科	口腔预防科	口腔急诊科
时间（月）	≥6	≥6	≥3	≥2	≥6	≥6	≥1	≥1	≥1	≥4

2. 第二阶段在口腔修复科轮转2年。

四、培训内容与要求

第一阶段
同口腔综合科。

第二阶段
（一）轮转目的和要求：口腔修复科第二阶段培养以全面熟练掌握并综合运用各口腔亚专业知识与技能为目标，主要在本科室从事口腔综合门诊工作24个月。要求：
1. 熟悉口腔修复学专业基础理论，掌握各类修复体的适应证、设计原则。
2. 熟练掌握修复科常见疾病的临床诊治。
3. 掌握复杂病例的设计原则和诊治方法。
（二）临床技能训练要求

治疗或操作项目名称	年完成例数	治疗或操作项目名称	年完成例数
总义齿（含单颌总义齿2例）	6	桩核	50
可摘局部义齿（含铸造局部义齿）	50	贴面、嵌体	10
全冠类修复体	100	各类附着体	10
固定桥	30		

(三) 对外语、文献阅读、教学、科研能力的要求

1. 每4个月在全科作一次"专题综述"或组织全科病例讨论，两年共5次以上。
2. 参加科内会诊。
3. 担任住院总医师等科室管理工作半年。
4. 参加教学工作，指导本科生前期及生产实习部分；参加预讲。
5. 在核心期刊上正式发表论著文章至少1篇。

五、参考书刊

人民卫生出版社出版的卫生部口腔医学规划教材16部（建议采用最新版）
北京大学医学出版社出版的口腔医学长学制教材16部
张震康，俞光岩主编. 实用口腔科学. 第3版. 北京：人民卫生出版社，2009
中华医学会编著. 临床技术操作规范：口腔医学分册. 北京：人民军医出版社，2004
《总义齿学》、《固定义齿学》、《可摘局部义齿学》、《牙合学》、《种植义齿学》
中华口腔医学杂志、华西口腔医学、实用口腔医学杂志、现代口腔医学杂志、临床口腔医学杂志、上海口腔医学、北京口腔医学、口腔医学研究、Journal of Dental Research、JADA、Oral Surg Oral Med Oral Pathol Oral Radio Endo 等

六、考核

阶段考核均由专业理论、专业外语、公共外语的笔试、病例汇报、临床实际操作和思辨四部分组成。

第一阶段考核的病例汇报要求至少3例，取自日常临床工作，至少涉及两个口腔亚专业，必须包括术前病史、检查的详细资料、诊断与治疗过程，以及治疗效果展示。

第二阶段考核的病例汇报要求至少5例，取自口腔修复科日常临床工作，必须包括治疗前详细检查资料、诊断与治疗过程、治疗效果展示，以及回访、追踪情况。

口腔正畸科培训细则

口腔正畸学是口腔医学的一个重要分支，口腔正畸科是隶属口腔医学的二级学科，是以研究错𬌗畸形的病因机制、诊断分析及其预防和治疗为主要内容的学科。口腔正畸

科的诊治范围包括牙颌、颅面间关系不协调而引起的各种畸形。口腔正畸科住院医师在口腔医学本科毕业后经过3年口腔综合科住院医师的临床培训或实践，结合理论知识学习，在基本理论、基本知识和基本技能上得到进一步提高，在第3年末获得住院医师第一阶段培训合格证书；再经过2年的口腔正畸科专科住院医师临床培训，在第5年末获得住院医师第二阶段培训合格证书，可为口腔错𬌗畸形患者提供专业性诊治服务和（或）实施口腔健康预防保健措施。

一、培训目标

通过第一阶段理论学习和临床实践，进行口腔医学知识和临床技能的基础培养，提高培养对象对口腔各类常见疾病的认识，使之掌握口腔科常见疾病的诊治原则和操作技能，为其进一步进入口腔正畸科专科领域打下基础。通过第二阶段理论学习和临床实践，熟练掌握各类错𬌗畸形的病因机制、诊断分析及其预防和治疗原则，达到初级口腔正畸专科医师的水平。在培训过程中，受训者要按期完成培训细则的要求，掌握相应技能和理论知识外，还要注重对医德医风以及全面素质的培养，为成为医疗、教学、科研全面发展的人才打下良好的基础。

二、培训方法

理论知识以自学和讨论为主，有部分授课；实践技能通过临床科室轮转进行培养。整个过程分为2个阶段共5年，其中第一阶段3年，第二阶段2年。受训者在第一阶段进入各口腔亚专业科室轮转，或在口腔综合科室内完成规定数量的口腔亚科病例。通过第一阶段考核后，获得第一阶段合格证书，进入第二阶段培养。受训者在第二阶段进入口腔正畸科从事专科临床实践，同时参与一定科室管理工作，并从事一定量的教学、科研工作，通过第二阶段考核后，获得第二阶段合格证书。

三、轮转科室及时间安排

1. 第一阶段在口腔亚专科轮转3年，轮转时间安排如下。

轮转科室	牙体牙髓科	牙周科	儿童口腔科	口腔黏膜科	口腔颌面外科	口腔修复科	口腔正畸科	口腔颌面医学影像科	口腔预防科	口腔急诊科
时间（月）	≥6	≥6	≥3	≥2	≥6	≥6	≥1	≥1	≥1	≥4

2. 第二阶段在口腔正畸科轮转2年。

四、培训内容与要求

第一阶段
同口腔综合科。

第二阶段

（一）轮转目的和要求：口腔正畸科第二阶段培养以全面熟练掌握并综合运用各口腔亚专业知识与技能为目标，主要在本科室从事口腔综合门诊工作 24 个月。

1. 具备询问病史、临床检查及正确诊断的能力；掌握正畸病历的书写及临床病人的系统和特殊检查诊断。

2. 掌握错𬌗畸形病因、诊断分类、矫治基本原则和方法；能够独立诊治口腔正畸科常见错𬌗畸形。

3. 掌握正畸学基本理论及矫治基本原则和临床操作常用的矫治技术。

4. 掌握 X 线头影测量分析及模型测量技术。

5. 熟练掌握标准方丝弓矫治器、Begg 矫治器、功能矫治器、直丝弓矫治器的原则，并能在临床上加以熟练运用。

6. 开展简单错𬌗（如简单前牙反𬌗、轻度拥挤），中等难度病例（如拥挤拔牙矫治病例、Ⅱ类及Ⅲ类病例）和复杂病例的诊治。

（二）临床技能训练要求

1. 第 4 年在上级医师指导下，完成固定矫治器矫治如下数量的病例。

完成病例	数量（例）	完成病例	数量（例）
简单错𬌗病例	40	复杂病例	10
中等难度病例	30		

接如下数量的初诊病例，完成对这些病例的正确诊断设计，并予以正确而有序的临床治疗操作。

完成病例	数量（例）	完成病例	数量（例）
简单错𬌗病例	54	复杂病例	11
中等难度病例	37	疑难病例	6

2. 第 5 年在上级医师指导下，完成固定矫治器矫治如下数量的病例。

完成病例	数量（例）	完成病例	数量（例）
简单错𬌗病例	100	复杂病例	20
中等难度病例	50	疑难病例	5

接如下数量的初诊病例，完成对这些病例的正确诊断设计，并予以正确而有序的临床治疗操作。

完成病例	数量（例）	完成病例	数量（例）
简单错𬌗病例	43	复杂病例	22
中等难度病例	32	疑难病例	11

(三) 对外语、文献阅读、教学、科研能力的要求

1. 对已开展的矫治病例进行阶段报告5例。
2. 担任住院总医师工作，负责安排和协调正畸科的日常工作，如病人安排，医护技的工作协调，组织疑难病例讨论，诊室医疗总负责及部分行政管理工作。
3. 担任部分院内会诊工作。
4. 初步掌握其基本理论，能较熟练地阅读口腔正畸专业的外文杂志和书籍，完成口腔正畸相关内容综述1篇。
5. 了解口腔正畸新技术、新进展和新知识及其临床应用。在上级医师指导下，进行一些临床新技术、新方法的应用。
6. 在上级医师指导下，进行相关的正畸临床课题的研究工作。在核心期刊上正式发表论著文章至少1篇。

五、参考书刊

人民卫生出版社出版的卫生部口腔医学规划教材16部（建议采用最新版）
北京大学医学出版社出版的口腔医学长学制教材16部
张震康，俞光岩主编．实用口腔科学．第3版．北京：人民卫生出版社，2009
中华医学会编著．临床技术操作规范：口腔医学分册．北京：人民军医出版社，2004
中华口腔医学杂志、华西口腔医学杂志、实用口腔医学杂志、现代口腔医学杂志、临床口腔医学杂志、上海口腔医学、北京口腔医学、口腔医学研究、Journal of Dental Research、JADA、Oral Surg Oral Med Oral Pathol Oral Radio Endo等。
口腔正畸专业的外文杂志、包括美国正畸杂志（AJODO）、Angle正畸杂志（Angle Orthodontist）和欧洲正畸杂志（EJO）、精读中文正畸学专著一部，选读Proffit或Graber正畸学有关章节。

六、考核

阶段考核均由专业理论、专业外语、公共外语的笔试、病例汇报、临床实际操作和思辨四部分组成。

第一阶段考核的病例汇报要求至少3例，取自日常临床工作，至少涉及两个口腔亚专业，必须包括术前病史、检查的详细资料、诊断与治疗过程，以及治疗效果展示。

第二阶段考核的病例汇报要求至少5例，取自口腔正畸科日常临床工作，必须包括治疗前后详细检查资料（照片、X线头影测量分析及模型测量等）、诊断与治疗过程、治疗效果展示，以及回访、追踪情况。

口腔颌面外科培训细则

口腔颌面外科学是口腔医学的一个分支，又是相对独立于临床医学的一门二级学科，是以维护、促进口腔健康以及防治口腔器官和口颌系统（包括牙及、牙槽骨、唇、颊、舌、腭、咽、面部软组织、颌面诸骨、颞下颌关节、涎腺和相关颈部组织等）疾病为主要内容的学科。口腔颌面外科的诊治范围包括口腔器官和口颌系统常见病、疑难病的诊断和常见手术治疗技术或口腔颌面外科专科手术治疗技术的应用。口腔医学生在本科毕业后经过3年口腔综合科住院医师的临床培训或实践，结合理论知识学习，在基本理论、基本知识和基本技能上得到进一步提高，在第3年末获得口腔综合科住院医师培训第一阶段合格证书；再经过2年的口腔颌面外科住院医师临床培训，在第5年末获得口腔颌面外科住院医师培训第二阶段合格证书，可为口腔疾病患者提供口腔颌面外科专业性诊治服务和（或）实施口腔健康一、二、三级预防保健措施。

一、培训目标

通过第一阶段理论学习和临床实践，进行口腔医学知识和临床技能的基础培养，提高培养对象对口腔各类常见疾病和口腔颌面外科疾病的认识，使之掌握口腔科常见疾病的诊治原则和操作技能，成为胜任口腔综合科临床工作的口腔医学专门人才，为其进一步进入口腔颌面外科打下基础。通过第二阶段理论学习和临床实践，熟练掌握各类口腔颌面外科疾病的诊断、治疗设计及处理原则，达到初级口腔颌面外科专科医师的水平。在培训过程中，受训者要按期完成培训细则的要求，掌握相应技能和理论知识外，还要注重对医德医风以及全面素质的培养，为成为医疗、教学、科研全面发展的人才打下良好的基础。

二、培训方法

理论知识以自学和讨论为主，有部分授课；实践技能通过临床科室轮转进行培养。整个过程分为2个阶段共5年，其中第一阶段3年，第二阶段2年。受训者在第一阶段进入各口腔亚专业科室轮转，或在口腔综合科室内完成规定数量的口腔亚科病例。通过第一阶段考核后，获得第一阶段合格证书，进入第二阶段培养。受训者在第二阶段进入口腔颌面外科进行临床实践，同时参与科室管理工作，如担任科室秘书或门诊组长工作；从事一定量的教学、科研工作，通过第二阶段考核后，获得第二阶段合格证书。

三、轮转科室及时间安排

1. 第一阶段在口腔亚专科轮转3年，轮转时间安排如下。

轮转科室	牙体牙髓科	牙周科	儿童口腔科	口腔黏膜科	口腔颌面外科	口腔修复科	口腔正畸科	口腔颌面医学影像科	口腔预防科	口腔急诊科
时间（月）	≥6	≥6	≥3	≥2	≥6	≥6	≥1	≥1	≥1	≥4

2. 第二阶段在口腔颌面外科轮转2年。

四、培训内容与要求

第一阶段

同口腔综合科。

第二阶段

（一）轮转目的和要求

1. 掌握口腔颌面外科常见病、多发病以及颌面外科急症的诊治原则和方法，熟悉疑难病例的询症、会诊的程序与方法。
2. 掌握口腔颌面外科门诊和病房各项诊疗常规和技术操作规范。
3. 熟悉指导口腔专业本科生、低年住院医师和进修医师的方法。

（二）轮转科室及时间安排

轮转科室	时间安排
口腔外科门诊	6个月（其中参加口腔专业本科生口腔颌面外科生产实习带教3个月）
颌面外科病房	10个月（其中担任病区住院总医师6个月）
麻醉科	2个月
普通外科	6个月

（三）临床技能训练要求

1. 口腔外科门诊

临床操作项目	完成例数	临床操作项目	完成例数
局部麻醉下普通牙拔除术	400	口腔外科小手术	
复杂牙拔除术		舌下腺摘除术	3～5
阻生牙	35	口腔颌面部创伤的处理	3～5
埋伏牙	10	颌骨囊肿刮除术	3～5

2. 颌面外科病房：管理病床6～8张。负责所管理病人的接诊、检查、术前准备、手术以及术后处理等，并提出初步诊断和治疗方案。应该在上级医生查房和病例讨论会上汇报病例，逐渐学会病例讨论与查房的组织工作。作为二线医生参加病房值班工作。担任各级手术助手不应少于50例。

临床操作项目		完成例数
担任助手	口腔癌根治术	20
	颌面复合创伤整复术	10
	正颌外科手术	10
	各类畸形的整复术（包括各类皮瓣修复术）	10
担任主刀	腮腺肿物及浅叶切除+面神经解剖术	3~5
	下颌下腺摘除术	3~5
	唇腭裂修复术	3~5
	颌骨切除术	3~5
	各类取骨术	3~5
	气管切开术	5~8

3. 麻醉科轮转在口腔医院麻醉科进行。应熟悉各类口腔颌面外科手术的麻醉方法，掌握经口气管插管的方法，了解经鼻气管插管、全身麻醉管理以及术后复苏的方法。应独立完成经口气管插管 5~8 例，在麻醉医师指导下完成经鼻气管插管 8~10 例，全身麻醉管理 5~10 例。

4. 普通外科轮转在北医各综合医院普通外科进行，原则上应安排在颌面外科病房轮转以前进行。应熟悉外科病人管理的基本方法，手术适应证、禁忌证的把握，外科补液原则与方法和外科手术操作的基本技术，了解普通外科常见疾病的诊治方法，以及水电解质平衡紊乱、休克等疾患的诊断与治疗原则。参加普通外科值班。担任术者完成阑尾切除术 3~5 例、疝修补术 2~3 例、甲状腺瘤 2~3 例，担任各级助手不得少于 35 例次。

（三）对外语、文献阅读、教学、科研能力的要求

1. 担任科室秘书、门诊组长、住院总医师等科室管理工作。
2. 参加教学工作，独立主讲小课 1 次，指导实习。
3. 完成口腔颌面外科外文文献翻译 1 篇（中文>3000 字），在核心期刊上正式发表论著文章至少 1 篇。

五、参考书刊

人民卫生出版社出版的卫生部口腔医学规划教材 16 部（建议采用最新版）
北京大学医学出版社出版的口腔医学长学制教材 16 部
张震康，俞光岩主编. 实用口腔科学. 第 3 版. 北京：人民卫生出版社，2009
中华医学会编著. 临床技术操作规范：口腔医学分册. 北京：人民军医出版社，2004

中华口腔医学杂志、华西口腔医学杂志、实用口腔医学杂志、现代口腔医学杂志、临床口腔医学杂志、上海口腔医学、北京口腔医学、口腔医学研究、口腔颌面外科杂志、Journal of Dental Research、JADA、Oral Surg Oral Med Oral Pathol Oral Radio Endo、Journal of Oral and Maxillofacial Surgery 等。

六、考核

阶段考核均由专业理论、专业外语、公共外语的笔试、病例汇报、临床实际操作和思辨四部分组成。

第一阶段考核的病例汇报要求至少3例，取自日常临床工作，至少涉及两个口腔亚专业，必须包括术前病史、检查的详细资料、诊断与治疗过程，以及治疗效果展示。

第二阶段考核的病例汇报要求至少5例，取自日常临床工作，必须包括术前详细检查资料、诊断与治疗过程、治疗效果展示，以及回访、追踪情况。

口腔颌面医学影像科培训细则

口腔颌面医学影像学是口腔医学的一个分支，口腔颌面医学影像科是隶属口腔医学的二级学科。口腔颌面医学影像科的诊疗范围包括应用X线、CT、磁共振成像及超声等现代医学诊断技术检查和诊断口腔颌面部疾病。口腔颌面医学影像科住院医师在口腔医学本科毕业后经过3年口腔综合科住院医师的临床培训或实践，结合理论知识学习，在基本理论、基本知识和基本技能上得到进一步提高，在第3年末获得住院医师第一阶段培训合格证书；再经过2年的口腔颌面医学影像专科住院医师临床培训，在第5年末获得住院医师第二阶段培训合格证书，可为口腔疾病患者提供专业性诊治服务。

一、培训目标

通过第一阶段理论学习和临床实践，进行口腔医学知识和临床技能的基础培养，提高培养对象对口腔各类常见疾病的认识，使之掌握口腔科常见疾病的诊治原则和操作技能，为其进一步进入亚专科领域打下基础。通过第二阶段理论学习和临床实践，熟练掌握X线、CT、磁共振成像及超声等现代医学诊断技术检查和诊断口腔颌面部疾病的原则，达到初级口腔颌面医学影像专科医师的水平。在培训过程中，受训者要按期完成培训细则的要求，掌握相应技能和理论知识外，还要注重对医德医风以及全面素质的培养，为成为医疗、教学、科研全面发展的人才打下良好的基础。

二、培训方法

理论知识以自学和讨论为主，有部分授课；实践技能通过临床科室轮转进行培养。整个过程分为2个阶段共5年，其中第一阶段3年，第二阶段2年。受训者在第一阶段进入各口腔亚专业科室轮转，或在口腔综合科室内完成规定数量的口腔亚科病例。通过第一阶段考核后，获得第一阶段合格证书，进入第二阶段培养。受训者在第二阶段进入口腔颌面医学影像科从事专科临床实践，同时参与一定科室管理工作，并从事一定量的教学、科研工作，通过第二阶段考核后，获得第二阶段合格证书。

三、轮转科室及时间安排

1. 第一阶段在口腔亚专科轮转 3 年,轮转时间安排如下。

轮转科室	牙体牙髓科	牙周科	儿童口腔科	口腔黏膜科	口腔颌面外科	口腔修复科	口腔正畸科	口腔颌面医学影像科	口腔预防科	口腔急诊科
时间(月)	≥6	≥6	≥3	≥2	≥6	≥6	≥1	≥1	≥1	≥4

2. 第二阶段在口腔颌面医学影像科轮转 2 年。

四、培训内容与要求

第一阶段
同口腔综合科。

第二阶段
(一)轮转目的和要求:口腔颌面医学影像科第二阶段培养以全面熟练掌握并综合运用口腔颌面医学影像学专业知识与技能为目标,主要在口腔颌面医学影像科从事门诊工作 24 个月。

1. 系统掌握口腔颌面医学影像学专业理论知识,熟练掌握 X 线、螺旋 CT、锥形束 CT、超声诊断的基本原理和方法,掌握其在口腔颌面部疾病中的适应证、临床诊断及局限性。
2. 了解磁共振成像、介入放射、内镜、核医学的基本原理与方法,了解其在口腔颌面部疾病中的适应证。
3. 熟练掌握口腔颌面部常见疾病的临床及影像学表现、掌握诊断报告书写规范。
4. 对于口腔颌面部常见炎症、肿瘤以及发育异常等疾病能够独立进行诊断。

(二)临床轮转时间安排

轮转内容	口腔颌面部 X 线	口腔颌面部螺旋 CT	口腔颌面部锥形束 CT	口腔颌面部超声
时间(月)	≥6	≥6	≥6	≥6

(三)临床培训内容

1. 口腔颌面部 X 线诊断轮转要求:掌握 X 线投照技术和暗室工作 2~4 周。
(1)掌握牙科专用 X 线机、曲面体层机、DR 及 CR 的工作原理、操作方法以及机器维护保养常识。
(2)熟悉并掌握放射防护规则及要求。

(3) 熟悉并掌握颅颌面及颈部正常 X 线解剖。熟悉并掌握口腔颌面部 X 线造影术，包括涎腺造影、瘘道造影及颞下颌关节腔造影等。

(4) 熟悉并掌握牙齿、颌骨、颞下颌关节、涎腺常见疾病的 X 线诊断，并掌握诊断报告的书写规范。

2. 口腔颌面部螺旋 CT 轮转要求

(1) 掌握螺旋 CT 工作原理、检查方法及图像后处理技术。

(2) 掌握颅颌面及颈部 CT 影像学解剖。

(3) 掌握颅颌面部创伤、炎症、肿瘤等疾病的影像学诊断要点，并掌握诊断报告书写规范。

3. 口腔颌面部锥形束 CT 轮转要求

(1) 掌握锥形束 CT 成像原理、适应证、检查方法以及图像后处理技术。

(2) 掌握牙齿、颌骨、颞下颌关节、鼻旁窦等颌面部重要解剖结构的影像解剖学。

(3) 掌握常见牙体、牙周、颌骨、颞下颌关节常见疾病的影像诊断要点，并掌握诊断报告书写规范。

4. 口腔颌面部超声轮转要求

(1) 掌握超声诊断的基本原理与方法，掌握适应证及临床检查方法。

(2) 掌握颌面颈部常见软组织器官（包括腮腺、颌下腺、甲状腺及颈部淋巴结等）的灰阶及彩色超声影像解剖特点。

(3) 掌握常见口腔颌面部软组织疾病的超声影像诊断要点，掌握诊断报告书写规范。

（二）临床操作病种及数量

治疗或操作项目名称	完成例数
牙齿、颌骨、颞下颌关节、涎腺常见疾病的 X 线诊断报告	500
各种造影	100
口腔颌面部螺旋 CT 诊断报告	100
口腔颌面部超声诊断报告	100

（三）对外语、文献阅读、教学、科研能力的要求

1. 完成口腔颌面部 X 线诊断典型病例报告或讨论 10 例、口腔颌面部螺旋 CT 典型病例报告或讨论 10 例、口腔颌面部锥形束 CT 典型病例报告或讨论 10 例、口腔颌面部超声典型病例报告或讨论 10 例，在科内汇报并编撰成册。

2. 轮转口腔颌面部 X 线、CT 及超声期间担任住院总医师工作 6 个月，负责解决门诊及急诊中住院医师及进修医师遇到的疑难问题；组织科内讲课、病例讨论工作；担任科内部分行政工作，提高独立临床工作能力。

3. 参加本学科组织的口腔医学影像学专题讲座，包括以下方面：颞下颌关节疾病影像诊断学进展、涎腺疾病影像诊断进展、口腔颌面部肿瘤影像诊断进展、数字化技术在口腔颌面部影像诊断学中的应用。累计达 20 学时。

4. 参加教学工作，独立主讲小课，指导实习。

5. 完成口腔颌面医学影像专业外文文献翻译 1~2 篇（中文＞3000 字），在核心期刊上正式发表论著文章至少 1 篇。

五、参考书刊

人民卫生出版社出版的卫生部口腔医学规划教材 16 部（建议采用最新版）

北京大学医学出版社出版的口腔医学长学制教材 16 部

张震康，俞光岩主编. 实用口腔科学. 第 3 版. 北京：人民卫生出版社，2009

中华医学会编著. 临床技术操作规范：口腔医学分册. 北京：人民军医出版社，2004

吴运堂主编. 口腔颌面骨疾病临床影像诊断学. 北京：北京医科大学出版社，2005

Ric Harnsberger, eds. Diagnostic Imaging: Head and Neck. Salt Lake City: AMIRSYS, 2004

White SC, eds. Oral Radiology: Principles and Interpretation. 6th ed. St Louis: Mosby, 2008

中华口腔医学杂志、华西口腔医学杂志、实用口腔医学杂志、现代口腔医学杂志、临床口腔医学杂志、上海口腔医学、北京口腔医学、口腔医学研究、Journal of Dental Research、JADA、Oral Surg Oral Med Oral Pathol Oral Radio Endo 等。

六、考核

阶段考核均由专业理论、专业外语、公共外语的笔试、病例汇报、临床实际操作和思辨四部分组成。

第一阶段考核的病例汇报要求至少 3 例，取自日常临床工作，至少涉及两个口腔亚专业，必须包括术前病史、检查的详细资料、诊断与治疗过程，以及治疗效果展示。

第二阶段临床考核要求完成临床轮转记录表，详细记录每个轮转阶段临床工作内容。诊断报告考核要求提供诊断报告 100 份。完成 20 例典型病例报告，编撰成册。考核的病例汇报要求至少 5 例，取自日常临床工作，涉及口腔颌面医学影像学专业。